第1種

スーパー合格

'24~'25年版

令和6年前期～
令和3年前期の
試験収録

衛生
管理者

過去7回
本試験問題集

衛生管理者試験対策研究会 著

秀和システム

・試験問題は、公益財団法人安全衛生技術試験協会より、毎年4月と10月の年2回、期間中に実施された本試験問題の中から1回分が公表されています。各会場で毎回同じ問題（公表問題）が出題されているわけではありません。

・別冊「解答解説」は、赤シート対応の印刷としておりますが、本書に赤シートは付属しておりません。別途ご入手ください。

はじめに

●衛生管理者試験は過去問対策がポイント！

　第1種衛生管理者は、受験者数が年間6万8千人を超える人気資格です。合格率は45.8%（令和4年度）ですが、何度も挑戦する受験者も多く、一度で合格するためには、要点を押さえた学習が大切です。とくに、衛生管理者試験は、類似の問題がくり返し出題されるので、いかに過去問対策を行うかがポイントとなります。

　試験問題は、公益財団法人安全衛生技術試験協会から、毎年4月と10月の年2回、公表されています。本書は、令和3年4月から令和6年4月までの最新7回分を取り上げ、これに詳しい解答・解説を付けました。

●数倍の効果が得られる、詳しい解答・解説！

　解答・解説編は、切り離して使える別冊とし、要点がつかみやすいよう2色刷としました。また、5択の各枝すべてに解説を付け、とくに×問は、過去の出題をふまえて、「AはBなので誤り。CなのはDである」のように、できるだけ表裏も解説しました。さらに、過去に出題された関連項目は、一覧表にして掲載しています。

　そのため、解説をしっかり読み込めば、1問で2問分以上の効果が得られます。

　また、ここ10年間に出題されていなかった問題、それまで出題されたことのない問題には、新傾向のアイコンを付しました。直近では、「喫煙対策」「ストレスチェック」「メンタルヘルスケア」などで新傾向問題が続いていますので、今後の出題に注意してください。

●出題傾向、学習の要点がわかる！

　本書の最初には、出題傾向がひと目でわかるよう、詳細な傾向分析表を付けました。毎回のように出題される分野があるので、とくに重点的に学習してください。項目は、当社出版の一問一答集と合わせてありますので、ニーズに合わせてこれらの書籍もご活用いただき、効率的に試験対策を行ってください。

●60点で合格、満点を目指す必要はありません！

　衛生管理者試験はマークシート方式です。本書には解答用紙も付けましたので、コピーして実際の試験のように解いてみてください。

　合格基準は、各科目で40%以上、かつ、全体で60%以上の正答ですので、必ずしも満点を目指す必要はありません。科目によって配点は異なりますが、本書では添付の解答用紙に得点を記入すれば、合格ラインに達したかどうかひと目でわかるようになっています。

　新傾向問題、新パターン問題は出題されますが、例年、過去問集をしっかりこなすことで70～80%程度は押さえられるようになっています。ぜひ、本問題集をご活用いただき、合格を勝ち取られることをお祈りいたします。

令和6年5月　　　　　　　　　　　　　　　　衛生管理者試験対策研究会

CONTENTS

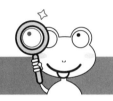

はじめに …………………………………………… 3

よくわかる衛生管理者試験のしくみ …………… 6

衛生管理者試験に合格するには!? ……………… 9

衛生管理者試験　ここが出た！ ………………… 11

法改正情報／新たな法規制情報 ………………… 19

令和6年　　4月　過去問題 ……………………… 21

令和5年　10月　過去問題 ……………………… 45

令和5年　　4月　過去問題 ……………………… 69

令和4年　10月　過去問題 ……………………… 93

令和4年　　4月　過去問題 ……………………… 117

令和3年　10月　過去問題 ……………………… 145

令和3年　　4月　過去問題 ……………………… 171

解答用紙 …………………………………………… 195

解答一覧 …………………………………………… 196

解答・解説 ……………………………………… 別冊

よくわかる衛生管理者試験のしくみ

衛生管理者免許とは？

　労働安全衛生法では、常時50人以上の労働者を使用する事業場について、その事業場の規模に応じて1人以上の衛生管理者を選任し、労働者の健康障害を防止するための作業環境管理、作業管理及び健康管理、労働衛生教育の実施、作業場の定期巡視、労働者の負傷疾病統計等の作成、健康の保持増進措置などの職務を行うことになっています。

　衛生管理者の免許には、第1種衛生管理者免許、第2種衛生管理者免許、衛生工学衛生管理者免許があり、このうち第1種衛生管理者免許、第2種衛生管理者免許を取得するには、厚生労働大臣の指定する指定試験機関が行う試験に合格する必要があります。

　第1種衛生管理者免許を有する者は、すべての業種の事業場において衛生管理者となることができます。

試験科目及び配点

試験科目	範囲	出題数	配点
関係法令	有害業務に係るもの	10	80
	有害業務に係るもの以外のもの	7	70
労働衛生	有害業務に係るもの	10	80
	有害業務に係るもの以外のもの	7	70
労働生理		10	100
合計		44	400

出題形式
5枝択一式

試験時間	
3時間	ただし、特例での受験者（第2種衛生管理者免許を有する者）は2時間。

受験案内

指定受験機関

試験は全国8ヶ所に設けられている安全衛生技術センターで毎月1〜4回行われています。試験日等の詳細は、各センターで作成している「免許試験案内」や安全衛生技術試験協会本部のWebサイト（http://www.exam.or.jp）で公表されています。

受験申請書の入手方法

●窓口で請求する場合
「免許試験受験申請書」は、安全衛生技術試験協会、各センター又は免許試験受験申請書取扱機関一覧に示す団体で無料配布されています。

●郵送で請求する場合
郵送を希望する場合は、「免許試験受験申請書△部」と明記したメモ書と、あて先を明記した返信用封筒（返信用切手を貼る）を同封し、協会本部又は受験を希望する各センターのいずれかに申し込みます。

試験手数料

8,800円
（令和6年4月1日現在）

受験申請書類の提出

上記の受験申請書に証明写真（30mm×24mm）を貼り、試験手数料を添えて、受験を希望する各安全衛生技術センターに提出します。

提出方法及び受付期間

●センター窓口へ持参の場合
直接提出先に第1受験希望日の2ヶ月前からセンターの休日を除く2日前まで（定員に達したときは第2希望日になる）に持参します。

●郵便（簡易書留）の場合
第1受験希望日の2ヶ月前から14日前（消印）まで（定員に達したときは第2希望日になる）に郵送します。

合格について

合格基準

それぞれの試験科目ごとの得点が40%以上であり、かつ、全科目の合計得点が満点の60%以上である場合に合格となります。

最近の合格率

受験者数	68,066人
合格者数	31,207人
合格率	**45.8%**

※令和4年度

合格者への通知

合格者には郵送又はインターネットで発表します。また、不合格者には本人が取得した総得点と各科目の得点が通知されます。なお、通知は本人宛に送付し、企業、団体等に送付することはありません。

免許証の申請

各安全衛生技術センターから合格通知が送付されると、免許申請を東京労働局宛に郵送します。同局から免許証が交付されます。免許申請先は、下記の通りです。

東京労働局　免許証発行センター
〒108-0014　東京都港区芝5-35-1　産業安全会館

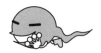

●試験の問い合わせ先

（財）安全衛生技術試験協会
〒101-0065　東京都千代田区西神田3-8-1
千代田ファーストビル東館9階
☎03-5275-1088

北海道安全衛生技術センター
〒061-1407　北海道恵庭市黄金北3-13
☎0123-34-1171

東北安全衛生技術センター
〒989-2427　宮城県岩沼市里の杜1-1-15
☎0223-23-3181

関東安全衛生技術センター
〒290-0011　千葉県市原市能満2089
☎0436-75-1141

関東安全衛生技術センター東京試験場
〒105-0022　東京都港区海岸1-11-1
ニュービア竹芝ノースタワー21階
☎03-6432-0461

中部安全衛生技術センター
〒477-0032　愛知県東海市加木屋町丑寅海戸51-5
☎0562-33-1161

近畿安全衛生技術センター
〒675-0007　兵庫県加古川市神野町西之山字迎野
☎079-438-8481

中国四国安全衛生技術センター
〒721-0955　広島県福山市新涯町2-29-36
☎084-954-4661

九州安全衛生技術センター
〒839-0809　福岡県久留米市東合川5-9-3
☎0942-43-3381

衛生管理者試験に合格するには!?

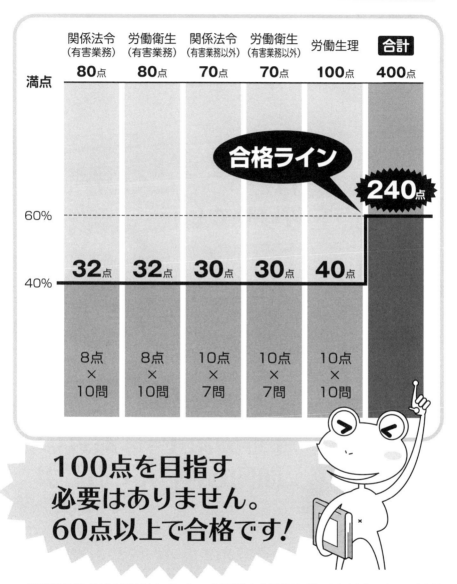

各科目の得点が40%以上で、かつ全科目の合計得点が60%以上であれば合格です。ここ数年、毎年新しい問題が見られますが、過去7回分の過去問をしっかりマスターしておくことで、十分に合格可能です。

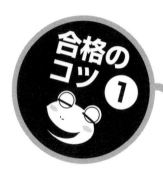

「労働生理」から手を付けよう！

労働生理は、からだのしくみと機能が中心で手をつけやすいうえ、過去問からの繰り返しの出題がほとんどです。過去問をしっかりマスターして、得点源としてください。

「関係法令」はとっつきにくいが、意外と点を取りやすい！

法令科目、とくに有害業務にかかわるものは、聞きなれない化学物質名などが出てきて、とっつきにくい印象がありますが、出題範囲や問題形式が限られており、実は点を取りやすい分野です。なお、「○○法第○○条……」といった根拠を覚える必要はありません。

「労働衛生」は最近の傾向も押さえておこう！

この分野は、比較的に新しい話題から出題されることが多く、とくにガイドラインや指針に注意してください。直近では「喫煙対策」「ストレスチェック」「メンタルヘルスケア」などから新たな出題が続いています。とはいえ、多くは過去の出題の繰り返しですから、やはり過去問対策が重要になります。

衛生管理者試験　ここが出た！

毎年必ず出題される分野がありますから、しっかりおさえておきましょう

項目				6年4月	5年10月	5年4月	4年10月	4年4月	3年10月	3年4月
関係法令（有害業務に係るもの）10問	安衛法	安全衛生管理体制	衛生管理者	○	○	○	○	○	○	○
			作業主任者	○	○	○			○	○
		有害物等に関する規制	譲渡の制限	○			○	○	○	○
			定期自主検査	○		○			○	
			製造の禁止							
			製造の許可			○	○	○	○	○
		安全衛生教育	特別教育		○	○	○	○	○	○
		健康の保持増進のための措置	作業環境測定	○	○	○	○			○
			特殊健康診断	○	○					○
			健康管理手帳							
			計画の届出と報告						○	○
		衛生基準	有害な作業環境		○	○		○		
	特別規則	有機則		○	○	○	○	○	○	○
		鉛則		○						
		特化則		○						
		高圧則			○					
		電離則		○	○			○		
		酸欠則		○		○	○			○
		粉じん則			○				○	○
		石綿則						○	○	
	じん肺法						○	○		
	労基法	時間外労働の1日2時間の制限		○						○
		女性の就業制限					○	○	○	
		年少者の就業制限				○	○	○		

項　目			6年4月	5年10月	5年4月	4年10月	4年4月	3年10月	3年4月
労働衛生（有害業務に係るもの）10問	職業性疾病	有害化学物質の性状	○	○	○	○		○	○
		粉じんによる健康障害			○	○	○		○
		金属等による健康障害		○			○	○	○
		ガスによる健康障害	○	○	○	○			
		有機溶剤による健康障害	○	○		○	○		
		職業がん	○	○					○
		高温・低温による健康障害		○	○	○	○	○	
		酸欠・異常気圧による健康障害	○	○	○	○	○	○	
		騒音による健康障害		○	○			○	
		振動による健康障害		○	○				
		非電離放射線による健康障害		○					
		電離放射線による健康障害	○		○	○	○		○
	作業環境管理	作業環境測定	○				○	○	
		有害物質に対する作業環境改善							
		作業管理、作業環境管理、健康管理		○			○	○	
		局所排気装置	○	○	○	○	○		○
	作業管理と健康管理	労働衛生保護具	○		○	○	○		
		特殊健康診断	○		○	○	○	○	
	安全衛生管理体制	SDS							
		化学物質等による疾病のリスク低減措置	○	○	○	○	○	○	○
関係法令（有害業務に係るもの以外のもの）7問	安衛法　安全衛生管理体制	総括安全衛生管理者	○	○*	○	○*	○	○	○
		衛生管理者	○*	○*	*	*	*	*	○*
		産業医	○	○			○	○*	○
		衛生委員会			○	○		○	
		労働衛生コンサルタント	*	*					
	安全衛生教育	雇い入れ時教育					*	*	*
	健康診断	雇い入れ時の健康診断			○	○		○	○
		定期健康診断	○		○	○	○		○
		特定業務従事者の健康診断		○					
		海外派遣労働者の健康診断							○
		給食従業員の検便健診							
		健康診断結果の記録の作成							

項目			6年4月	5年10月	5年4月	4年10月	4年4月	3年10月	3年4月
関係法令（有害業務に係るもの以外のもの）7問		健康診断	健康診断の結果の通知							
			面接指導	○		○	○			
			ストレスチェック	○	○	○	＊	○	○	○
		衛生基準	気積		○	＊	＊	○	○	○
			換気		○	＊	＊	○	○	
			採光と照明				＊			○
			清潔		○	＊		○	○	
			食堂及び炊事場		○	＊		○	○	
	事務所則		気積							
			空気調和設備等による調整	＊	＊	＊	○	＊	＊	＊
	労基法		平均賃金							
			解雇							
			賃金							
			労働時間	○		○			○	○
			休日							
			労使協定による時間外・休日労働	○					○	
			割増賃金							
			年次有給休暇	○	○	○	○	○	○	
			労働時間の適用除外	○					○	
			年少者、妊産婦、変形労働時間制		○		○	○		○
			就業規則							
労働衛生（有害業務に係るもの以外のもの）7問	作業環境管理		温熱条件	＊	＊	＊	＊	＊	＊	＊
			採光と照明	＊			＊	＊	＊	＊
			事務室等の作業環境管理	＊	＊	＊		＊	＊	＊
			快適職場				○			
	作業管理		作業環境管理、作業管理、健康管理				＊			
			情報機器作業（VDT作業）	＊					○	○
	健康管理		健康管理	○	○					
			喫煙対策			○	○	○		
			健康測定			○	○			○
			健康保持増進措置			○				

13

項　目			6年4月	5年10月	5年4月	4年10月	4年4月	3年10月	3年4月
労働衛生（有害業務に係るもの以外のもの） 7問	健康管理	腰痛予防対策		○		○	○	○	○
		メンタルヘルスケア	○		○				○
	安全衛生管理体制	労働安全衛生マネジメントシステム（DSHMS指針）					○	○	
	労働衛生教育と疾病統計	労働衛生教育							
		労働衛生統計	○	○	○	○	○	○	
	食中毒と感染症	食中毒	○	○	○	○	○	○	○
		感染症			○		○		
	救急処置	一次救命処置							○
		脳血管障害、虚血性心疾患	○	○	○	○		○	
		出血と止血						○	○
		熱中症							
		骨折	○						
		熱傷							
労働生理 10問	呼吸と血液循環	呼吸	○	○	○	○	○		
		血液と免疫	○	○	○	○	○	○	○
		心臓（循環）	○	○	○	○	○		○
	肝臓と腎臓	肝臓	○	○	○	○	○		○
		腎臓と尿	○	○	○	○	○		○
	栄養素の消化と吸収	栄養素の消化と吸収	○	○	○	○	○		○
	神経系と感覚器	神経	○			○		○	○
		脳	○			○		○	○
		感覚器	○	○	○	○	○	○	○
	筋肉	筋肉		○	○				○
	疲労と睡眠	疲労							
		ストレス	○	○					
		睡眠			○			○	○
	調節と代謝	ホルモン	○				○		○
		体温調節	○				○	○	
		代謝			○		○	○	○

＊第2種 衛生管理者 試験問題

14

令和6年前期～令和5年後期の傾向

　第1種衛生管理者試験の合格率は、平成27年度（2015年度）まではおおよそ55%前後で推移していましたが、平成28年度（2016年度）から突如**45%前後まで低下**しました。理由の一つに、新傾向問題の増加があります。これらは、平成28年6月に施行された改正労働安全衛生法に基づく指針などからの出題や、これまでのパターンにない細かい部分を問う出題、新しい知識を問う出題でした。

　令和元年度（2019年度）以降は、このような傾向は一旦落ち着き、比較的**オーソドックスな出題に戻った**ように見えます。ただし、分野をまたがった横断的な知識を問う**組合せ問題**が多くなっており、合格率もかつての水準には戻っていません。単なるパターン暗記ではなく、より**しっかりとした理解**が求められていると言えます。

　とはいえ、新傾向問題は例年2割程度であり、出題の8割以上は過去の出題がベースですから、試験対策は過去問対策が基本となります。本書は、出題傾向が落ち着いてきた令和3年（2021年）からの7回分を収録しています。また、別冊解答には、過去10年の実際の出題を踏まえた**一覧表**を要所に掲載しましたので、別途テキストなどとあわせて理解に役立ててください。

　また、令和6年4月、令和5年10月は、「特別管理物質等関係記録等報告書」「局所排気装置」「特殊健康診断」「非電離放射線」「骨折」で、数年～10年ぶりとなる出題が見られました。

　新傾向問題への対策として、「**職場における受動喫煙防止のためのガイドライン**」「**職場における腰痛予防対策指針**」「**労働者の心の健康の保持増進のための指針**」「**事業場における労働者の健康の保持増進のための指針**」「**情報機器作業における労働衛生管理のためのガイドライン**」「**心理的な負担の程度を把握するための検査及び面接指導の実施並びに面接指導結果に基づき事業者が講ずべき措置に関する指針**」などに目を通しておくとよいでしょう。

関係法令（有害業務に係るもの）の傾向

　法令科目のうち、有害業務に係るものとして10問が出題されます。

　安衛法からは、**衛生管理者、作業主任者**が毎回出題されています。安全衛生管理体制は第1問目で問われますが、近年は組合せ問題となっており、数字も含めて特にきちんとした理解が求められます。作業主任者は、令和6年4月、令和5年10

月、新傾向のまとまった出題がありました。

　作業環境測定も、ほぼ毎回出題されています。「6月以内に1回」など頻度を問う出題がよく見られますので、整理して押さえておきましょう。**譲渡等の制限、製造の許可、特別教育**も頻出です。こちらも物質名など含めて細かく問われますので、しっかりマスターしてください。**特殊健康診断**は、平成29年まではほぼ毎回出題されていたものの、近年出題が見られていませんでしたが、令和6年4月に久しぶりに出題がありました。

　なお、安衛法の新たな化学物質規制が、令和6年4月1日付で導入されます。「化学物質管理者の選任の義務化」「保護具着用管理責任者の選任の義務化」等は出題の候補になりそうですので、押えておくとよいでしょう。

　特別規則では、**有機則**から毎回、**特化則、酸欠則、粉じん則**からほぼ毎回出題されています。令和6年4月は、特化則（特別管理物質）、酸欠則からまとまった出題がありました。また令和6年4月は、新傾向問題として、有害物質等に係る作業とこれを規制している労働衛生関係規則について出題がありました。特別規則からの出題も、近年、組合せ問題が多くなっていますので、横断的に捉えるようにしておきましょう。

　労基法からは、**時間外労働の1日2時間の制限、女性の就業禁止業務、年少者の就業制限**に出題が集中しています。近年は、**妊産婦**を含む女性労働者の就業禁止業務が頻出です。近年には、女性の就業禁止と年少者の就業制限をからめた新しい出題形式が見られました。いずれも、制限される業務が似ていますので、しっかり整理しておきましょう。

労働衛生（有害業務に係るもの）の傾向

　労働衛生の科目のうち、有害業務に係るものとして10問が出題されます。

　職業性疾病では、**有害化学物質の性状**に関する出題が、ほぼ毎回見られます。過去に出題された物質は、すべて押えておくようにしましょう。時折、過去に登場していない物質が見られますが、過去の出題を押えておけば対応できるでしょう。

　有害物質・エネルギーによる健康障害では、とくに**粉じん、金属等、ガス、有機溶剤、高温・低温、酸欠・異常気圧、騒音**が、ほぼ毎回出題されています。とはいえ、振動、非電離放射線、**電離放射線、職業がん**も組合せ問題として、近年出題されているので、横断的に理解しておきましょう。令和5年10月は、レーザー光線（非電離放射線）から、10年ぶりに出題がありました。

作業環境管理では、**作業環境測定**と局所排気装置、作業管理では**労働衛生保護具**、健康管理では**特殊健康診断**がほぼ毎回出題されています。直近では、生物学的モニタリングの指標としての尿中代謝物を細かく問う出題が続いています。別冊解答に一覧表を掲載しましたので、しっかりマスターしてください。

関係法令（有害業務に係るもの以外のもの）の傾向

　法令科目のうち、有害業務に係るもの以外のものとして**7問**が出題されます。

　安衛法からは、**総括安全衛生管理者、衛生管理者、産業医、雇い入れ時の健康診断、定期健康診断、面接指導、ストレスチェック、衛生基準**（**気積、換気、清潔、食堂及び炊事場**）から、毎回のように出題されます。

　総括安全衛生管理者は、令和6年4月、その選任要件についてまとまった出題がありました。衛生管理者は、第1種の選任業務を完全に押さえておきましょう。令和6年4月、令和5年10月、第2種試験で、**労働衛生コンサルタント**について、まとまった新傾向の問題が見られました。第1種試験でも出題される可能性がありますので、押さえておきましょう。衛生基準は、組合せ問題として出題されることが多くなっています。

　労基法からの出題は、**年次有給休暇、労働時間等の適用除外、年少者、妊産婦、変形労働時間制等**にほぼ絞られていますが、時に労働時間、労使協定による時間外・休日労働、就業規則も出題されますので、押さえておきましょう。直近は、過重労働による健康障害防止対策や**女性労働者**（**妊産婦**）に重点が置かれています。とくに**ストレスチェック、面接指導**は、新傾向問題も見られますので、しっかり押えてください。

労働衛生（有害業務に係るもの以外のもの）の傾向

　労働衛生の科目のうち、有害業務に係るもの以外のものとして**7問**が出題されます。**作業環境管理、作業管理、健康管理、労働衛生疾病統計、食中毒、救急処置**の範囲から出題されます。

　作業環境管理、作業管理は、第2種試験が中心で、第1種試験ではほぼ見られません。ただし、作業環境管理では、「事業者が講ずべき快適な職場環境の形成のための措置に関する指針」（快適職場指針）から、時にまとまった出題が見られます。

健康管理では、**健康測定、健康保持増進措置、喫煙対策、腰痛予防対策、メンタルヘルスケア**が主な出題項目です。とくに、近年の新傾向問題である**メンタルヘルス**（メンタルヘルス指針）、**腰痛予防対策**（腰痛予防対策指針）からの出題は、過去問に加えて、指針に目を通すなどして、しっかり対策をしておきましょう。

　また、健康増進法の改正により、令和2年4月から屋内施設の原則禁煙と罰則の適用が全面施行されました。職場の受動喫煙防止対策については、「**職場における受動喫煙防止のためのガイドライン**」において事業者が実施すべき事項が示されています。今後も出題に注意してください。

　食中毒はほぼ毎回出題されています。**感染症**からの出題は、直近では見られていません。

　救急処置では、近年、**脳血管障害、虚血性心疾患**からの出題が続いています。また、令和6年4月は、**骨折**からの出題が数年ぶりに見られました。**出血と止血、熱傷**も、ここ数年見られていませんが、かつてはほぼ毎回出題されていましたので、押さえておくとよいでしょう。

　一次救命措置の人工呼吸については、令和2年に指針の追補が発表され、成人の心停止に対しては、人工呼吸を行わずに胸骨圧迫（心臓マッサージ）とAEDによる電気ショックのみを実施することになりましたので、今後の出題には注意してください。

労働生理の傾向

　労働生理からは**10問**が出題されます。出題範囲は、人体の組織・機能・調節、疲労と睡眠、健康測定などに関する知識です。

　人体の組織・機能・調節からは、**呼吸、血液と免疫、心臓、肝臓、腎臓と尿、消化と吸収、脳・神経系、感覚器、筋肉**が出題されますが、毎回まんべんなく出題される上、パターンも比較的に決まっていますので、しっかりマスターするようにしてください。それ以外では、**ストレス、睡眠、ホルモン、体温調節、代謝**に要注意です。

　労働生理においても近年、新傾向問題や組合せ問題など、パターン暗記だけでは対応しにくい問題も見られるようになっています。直近では、脂肪の分解・吸収および脂質の代謝、肝臓と栄養素の消化と吸収で、横断的な知識を問う新たな出題が見られています。本書の別冊解答には、過去の出題を踏まえた一覧表を適宜掲載しましたので、知識の整理と理解に役立ててください。

法改正情報

　法改正により、本書掲載の過去問題の一部が成立しなくなっていますので、ご注意ください。

　なお本書では、当該問題とその解答解説は出題時（改正前）のままとして記載し、別途、注意書きを加えています。

●新型コロナウイルス感染症の流行を踏まえた市民による救急蘇生法について（指針）

1. 成人の心停止に対しては、人工呼吸を行わずに胸骨圧迫とAEDによる電気ショックを実施する。
2. 子どもの心停止に対しては、講習を受けて人工呼吸の技術を身につけていて、人工呼吸を行う意思がある場合には、人工呼吸も実施する。

＜該当する過去問題＞
　・令和3年4月　問32

新たな法規制情報

　新たな化学物質規制として、主に以下のような条文が新設されましたので、今後の出題に注意してください。

❶化学物質管理者の選任（安衛則第12条の5）　令和6年4月1日施行
　リスクアセスメント対象物を製造、取り扱い、または譲渡提供する事業場（業種・規模要件なし）

❷保護具着用管理責任者の選任（安衛則第12条の6）　令和6年4月1日施行
　リスクアセスメントに基づく措置として労働者に保護具を使用させる事業場

❸リスクアセスメントの結果等の記録及び保存並びに周知
　（安衛則第34条の2の8）　令和5年4月1日施行
　事業者は、リスクアセスメントを行つたときは、記録を作成し、次にリスクアセス

メントを行うまでの期間（リスクアセスメントを行った日から起算して3年以内に当該リスクアセスメント対象物についてリスクアセスメントを行つたときは、3年間）保存するとともに、当該事項を、リスクアセスメント対象物を製造し、又は取り扱う業務に従事する労働者に周知させなければならない。

❹労働災害発生事業場等への指示等（第34条の2の10）　令和6年4月1日施行

　　労働基準監督署長は、化学物質による労働災害が発生した、又はそのおそれがある事業場の事業者に対し、当該事業場において化学物質の管理が適切に行われていない疑いがあると認めるときは、当該事業場における化学物質の管理の状況について改善すべき旨を指示することができる。

❺ばく露の程度の低減等（第577条の2）　令和6年4月1日施行

　　事業者は、リスクアセスメント対象物を製造し、又は取り扱う事業場において、リスクアセスメントの結果等に基づき、労働者の健康障害を防止するため、代替物の使用、発散源を密閉する設備、局所排気装置又は全体換気装置の設置及び稼働、作業の方法の改善、有効な呼吸用保護具を使用させること等必要な措置を講ずることにより、リスクアセスメント対象物に労働者がばく露される程度を最小限度にしなければならない。

❻皮膚等障害化学物質等への直接接触の防止（第594条の2）　令和6年4月1日施行

　　事業者は、化学物質又は化学物質を含有する製剤（皮膚若しくは眼に障害を与えるおそれ又は皮膚から吸収され、若しくは皮膚に侵入して、健康障害を生ずるおそれがあることが明らかなものに限る。以下「皮膚等障害化学物質等」という。）を製造し、又は取り扱う業務（法及びこれに基づく命令の規定により労働者に保護具を使用させなければならない業務及び皮膚等障害化学物質等を密閉して製造し、又は取り扱う業務を除く。）に労働者を従事させるときは、不浸透性の保護衣、保護手袋、履物又は保護眼鏡等適切な保護具を使用させなければならない。

❼労働安全衛生法第57条の3（第57条第1項の政令で定める物及び通知対象物について事業者が行うべき調査等）の第3項の規定に基づいて、次の2つの指針が公表されています。

　1. **化学物質による危険性又は有害性等の調査等に関する指針**
　2. **化学物質による健康障害防止のための濃度の基準の適用等に関する技術上の指針**

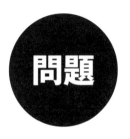

問題

令和6年4月 過去問題 （公表本試験問題）

関係法令（有害業務に係るもの） ………………………… 問 1 ～問 10

労働衛生（有害業務に係るもの） ………………………… 問 11～問 20

関係法令（有害業務に係るもの以外のもの） ………… 問 21～問 27

労働衛生（有害業務に係るもの以外のもの） ………… 問 28～問 34

労働生理 ……………………………………………………… 問 35～問 44

解答はこちら

解答・解説 ………… 別冊 P.5

解答一覧 …………… P.196

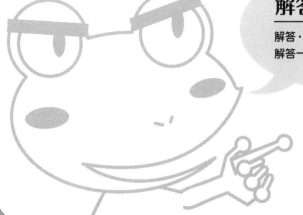

問1 常時600人の労働者を使用する製造業の事業場における衛生管理体制に関する（1）〜（5）の記述のうち、法令上、誤っているものはどれか。

　ただし、600人中には、製造工程において次の業務に常時従事する者がそれぞれに示す人数含まれているが、試験研究の業務はなく、他の有害業務はないものとし、衛生管理者及び産業医の選任の特例はないものとする。

　　深夜業を含む業務 ……………………………………… 300人
　　多量の低温物体を取り扱う業務 ……………………… 100人
　　特定化学物質のうち第三類物質を製造する業務 …………20人

（1）総括安全衛生管理者を選任しなければならない。

（2）衛生管理者のうち1人を、衛生工学衛生管理者免許を受けた者のうちから選任しなければならない。

（3）衛生管理者のうち少なくとも1人を、専任の衛生管理者としなければならない。

（4）産業医としての法定の要件を満たしている医師で、この事業場に専属でないものを産業医として選任することができる。

（5）特定化学物質作業主任者を選任しなければならない。

厚生労働大臣が定める規格を具備しなければ、譲渡し、貸与し、又は設置してはならない機械等に該当しないものは、次のうちどれか。

(1) 排気量40cm³以上の内燃機関を内蔵するチェーンソー

(2) 放射線測定器

(3) アンモニア用防毒マスク

(4) ろ過材及び面体を有する防じんマスク

(5) 再圧室

 次の装置のうち、法令上、定期自主検査の実施義務が規定されているものはどれか。

(1) 木材加工用丸のこ盤を使用する屋内の作業場所に設けた局所排気装置

(2) 塩酸を使用する屋内の作業場所に設けた局所排気装置

(3) エタノールを使用する作業場所に設けた局所排気装置

(4) トルエンを重量の10%含有する塗料を用いて塗装する屋内の作業場所に設けた局所排気装置

(5) アンモニアを使用する屋内の作業場所に設けたプッシュプル型換気装置

問4 次の作業を行うとき、法令上、作業主任者の選任が義務付けられているものはどれか。

(1) 水深10m以上の場所における潜水の作業

(2) チェーンソーを用いて行う立木の伐木の作業

(3) 製造工程において硝酸を用いて行う洗浄の作業

(4) セメント製造工程においてセメントを袋詰めする作業

(5) 強烈な騒音を発する場所における作業

法令に基づき定期に行う作業環境測定とその測定頻度との組合せとして、誤っているものは次のうちどれか。

(1) 通気設備が設けられている坑内の作業場における通気量の測定

………………………………………………………… 半月以内ごとに1回

(2) 非密封の放射性物質を取り扱う作業室における空気中の放射性物質の濃度の測定 …………………………………………… 1か月以内ごとに1回

(3) 溶融ガラスからガラス製品を成型する業務を行う屋内作業場における気温、湿度及びふく射熱の測定 ………………………… 1か月以内ごとに1回

(4) チッパーによりチップする業務を行う屋内作業場における等価騒音レベルの測定 ……………………………………………… 6か月以内ごとに1回

(5) 鉛蓄電池の解体工程において鉛等を切断する業務を行う屋内作業場における空気中の鉛の濃度の測定 ……………………… 1年以内ごとに1回

有害物質等に係る作業とこれを規制している労働衛生関係規則との組合せとして、正しいものは次のうちどれか。

(1) ホルムアルデヒドを取り扱う作業…………………………有機溶剤中毒予防規則

(2) レーザー光線による金属の加工の作業………………電離放射線障害防止規則

(3) ドライアイスを使用して冷凍を行う冷凍庫の内部における作業

………………………………………………………酸素欠乏症等防止規則

(4) 窒素を入れたことのある化学設備のタンク内を点検する作業

………………………………………………………高気圧作業安全衛生規則

(5) 自然換気が不十分な場所におけるはんだ付けの作業……粉じん障害防止規則

問7 有機溶剤作業主任者の職務として、法令上、定められていないものは次のうちどれか。

　　　ただし、有機溶剤中毒予防規則に定める適用除外及び設備の特例はないものとする。

(1) 作業に従事する労働者が有機溶剤により汚染され、又はこれを吸入しないように、作業の方法を決定し、労働者を指揮すること。

(2) 保護具の使用状況を監視すること。

(3) タンクの内部において有機溶剤業務に労働者が従事するときは、退避設備の整備等法定の措置が講じられていることを確認すること。

(4) 局所排気装置、プッシュプル型換気装置又は全体換気装置を1か月を超えない期間ごとに点検すること。

(5) 第一種有機溶剤等又は第二種有機溶剤等に係る有機溶剤業務を行う屋内作業場について、作業環境測定を実施すること。

問8 酸素欠乏症等防止規則に関する次の記述のうち、誤っているものはどれか。

(1) 酸素欠乏とは、空気中の酸素の濃度が18%未満である状態をいう。

(2) 第二種酸素欠乏危険作業を行う作業場については、その日の作業を開始する前に、当該作業場における空気中の酸素及び硫化水素の濃度を測定しなければならない。

(3) 酸素欠乏危険作業に労働者を従事させるときは、労働者を当該作業を行う場所に入場させ、及び退場させる時に、人員を点検しなければならない。

(4) 汚水を入れたことのあるポンプを修理する場合で、これを分解する作業に労働者を従事させるときは、硫化水素中毒の防止について必要な知識を有する者のうちから指揮者を選任し、作業を指揮させなければならない。

(5) パルプ液を入れたことのある槽の内部における作業については、酸素欠乏危険作業主任者技能講習を修了した者のうちから、酸素欠乏危険作業主任者を選任しなければならない。

問9 特定化学物質障害予防規則による特別管理物質を製造する事業者が事業を廃止しようとするとき、事業者が実施した措置に関する次のAからEの記録等について、特別管理物質等関係記録等報告書に添えて、所轄労働基準監督署長に提出することが、法令上、定められているものの組合せは(1)～(5)のうちどれか。

    A 特別管理物質を製造する屋内作業場について行った作業環境測定の記録又はその写し

    B 特別管理物質の製造プロセス等の運転条件及び製造量の記録又はその写し

    C 特別管理物質を製造する作業場において、労働者が常時従事した作業の概要及び当該作業に従事した期間等の記録又はその写し

    D 特別管理物質を製造する作業場所に設けられた局所排気装置の定期自主検査の記録又はその写し

    E 特別管理物質を製造する業務に常時従事する労働者に対し行った特定化学物質健康診断の結果に基づく特定化学物質健康診断個人票又はその写し

(1) A, B, D

(2) A, B, E

(3) A, C, E

(4) B, C, D

(5) C, D, E

問10 次のAからDの業務について、労働基準法に基づく時間外労働に関する協定を締結し、これを所轄労働基準監督署長に届け出た場合においても、労働時間の延長が1日2時間を超えてはならないものの組合せは(1)～(5)のうちどれか。

A 病原体によって汚染された物を取り扱う業務
B 鋼材やくず鉄を入れてある船倉の内部における業務
C 多量の低温物体を取り扱う業務
D 重量物の取扱い等重激なる業務

(1) A, B
(2) A, C
(3) B, C
(4) B, D
(5) C, D

労働衛生（有害業務に係るもの）

問11 特殊健康診断に関する次の記述のうち、誤っているものはどれか。

(1) 有害業務への配置替えの際に行う特殊健康診断には、業務適性の判断と、その後の業務による影響を調べるための基礎資料を得るという目的がある。
(2) 特殊健康診断において適切な健診デザインを行うためには、作業内容と有害要因へのばく露状況を把握する必要がある。
(3) 情報機器作業に係る健康診断では、眼科学的検査などとともに、上肢及び下肢の運動機能の検査を行う。
(4) マンガンを取り扱う業務に常時従事する労働者に対して行う特殊健康診断の項目として、握力の測定がある。
(5) 有機溶剤は、生物学的半減期が短いので、有機溶剤等健康診断における尿中の代謝物の量の検査のための採尿の時刻は、厳重に管理する必要がある。

厚生労働省の「作業環境測定基準」及び「作業環境評価基準」に基づく作業環境測定及びその結果の評価に関する次の記述のうち、誤っているものはどれか。

(1) 管理濃度は、有害物質に関する作業環境の状態を単位作業場所の作業環境測定結果から評価するための指標として設定されたものである。

(2) A測定は、単位作業場所における有害物質の気中濃度の平均的な分布を知るために行う測定である。

(3) B測定は、単位作業場所中の有害物質の発散源に近接する場所で作業が行われる場合において、空気中の有害物質の最高濃度を知るために行う測定である。

(4) A測定の第二評価値が管理濃度を超えている単位作業場所の管理区分は、B測定の結果に関係なく第三管理区分になる。

(5) B測定の測定値が管理濃度を超えている単位作業場所の管理区分は、A測定の結果に関係なく第三管理区分になる。

問13 化学物質による健康障害に関する次の記述のうち、誤っているものはどれか。

(1) シアン化水素による中毒では、細胞内での酸素利用の障害による呼吸困難、けいれんなどがみられる。

(2) 硫化水素による中毒では、意識消失、呼吸麻痺などがみられる。

(3) 弗化水素による慢性中毒では、骨の硬化、斑状歯などがみられる。

(4) 二酸化硫黄による慢性中毒では、慢性気管支炎、歯牙酸蝕症などがみられる。

(5) 二酸化窒素による中毒では、末梢神経障害などがみられる。

問14 電離放射線による健康影響に関する次の記述のうち、誤っているものはどれか。

(1) 電離放射線の被ばくによる生体への影響には、身体的影響と遺伝的影響がある。

(2) 造血器、消化管粘膜など細胞分裂の頻度の高い細胞が多い組織・臓器は、一般に、電離放射線の影響を受けやすい。

(3) 電離放射線に被ばく後、30日以内に現れる造血器障害は、急性障害に分類される。

(4) 電離放射線の被ばくによる身体的影響のうち、白内障は晩発障害に分類される。

(5) 電離放射線の被ばくによる発がんと遺伝的影響は、確率的影響に分類され、症状の程度は線量に依存する。

問15 有機溶剤に関する次の記述のうち、正しいものはどれか。

(1) 有機溶剤の多くは、揮発性が高く、その蒸気は空気より軽い。

(2) 有機溶剤は、脂溶性が低いため、脂肪の多い脳などには入りにくい。

(3) メタノールによる障害として顕著なものには、網膜の微細動脈瘤を伴う脳血管障害がある。

(4) 二硫化炭素は、動脈硬化を進行させたり、精神障害を生じさせることがある。

(5) N,N-ジメチルホルムアミドによる障害として顕著なものには、視力低下を伴う視神経障害がある。

問16 化学物質とその常温・常圧（25℃、1気圧）での空気中における状態との組合せとして、誤っているものは次のうちどれか。

ただし、ガスとは、常温・常圧で気体のものをいい、蒸気とは、常温・常圧で液体又は固体の物質が蒸気圧に応じて揮発又は昇華して気体となっているものをいうものとする。

(1) アセトン ………………………… ガス
(2) 塩素 …………………………… ガス
(3) テトラクロロエチレン ……………… 蒸気
(4) ナフタレン ……………………… 蒸気
(5) フェノール ……………………… 蒸気

問17 化学物質と、それにより発症するおそれのある主たるがんとの組合せとして、正しいものは次のうちどれか。

(1) 塩化ビニル ……………………… 肝血管肉腫
(2) ベンジジン ……………………… 皮膚がん
(3) ビス（クロロメチル）エーテル ……… 膀胱がん
(4) クロム酸 ………………………… 大腸がん
(5) 石綿 …………………………… 胃がん

問18 厚生労働省の「化学物質等による危険性又は有害性等の調査等に関する指針」に関する次の記述のうち、誤っているものはどれか。

(1) リスクアセスメントの基本的手順のうち最初に実施するのは、労働者の就業に係る化学物質等による危険性又は有害性を特定することである。

(2) ハザードは、労働災害発生の可能性と負傷又は疾病の重大性（重篤度）の組合せであると定義される。

(3) 化学物質等による疾病のリスク低減措置の検討では、化学物質等の有害性に応じた有効な保護具の使用よりも作業手順の改善、立入禁止等の管理的対策を優先する。

(4) 化学物質等による疾病のリスク低減措置の検討では、法令に定められた事項を除けば、危険性又は有害性のより低い物質への代替等を最優先する。

(5) 化学物質等による疾病のリスク低減措置の検討に当たっては、より優先順位の高い措置を実施することにした場合であって、当該措置により十分にリスクが低減される場合には、当該措置よりも優先順位の低い措置の検討は必要ない。

問19 局所排気装置に関する次の記述のうち、正しいものはどれか。

(1) キャノピ型フードは、発生源からの熱による上昇気流を利用して捕捉するもので、レシーバ式フードに分類される。

(2) スロット型フードは、作業面を除き周りが覆われているもので、囲い式フードに分類される。

(3) 囲い式フードの排気効果を型別に比較すると、ドラフトチェンバ型は、カバー型より排気効果が大きい。

(4) ダクトの形状には円形、角形などがあり、その断面積を大きくするほど、ダクトの圧力損失が増大する。

(5) 空気清浄装置を付設する局所排気装置を設置する場合、排風機は、一般に、フードに接続した吸引ダクトと空気清浄装置の間に設ける。

問20 呼吸用保護具に関する次の記述のうち、誤っているものはどれか。

(1) 隔離式防毒マスクは、直結式防毒マスクよりも有害ガスの濃度が高い大気中で使用することができる。

(2) ガス又は蒸気状の有害物質が粉じんと混在している作業環境中で防毒マスクを使用するときは、防じん機能を有する防毒マスクを選択する。

(3) 防毒マスクの吸収缶の色は、アンモニア用は緑色で、有機ガス用は黒色である。

(4) 使い捨て式防じんマスクは、粒径1μm程度のヒュームには使用できない。

(5) 防じんマスクは、面体と顔面との間にタオルなどを挟んで着用してはならない。

関係法令 (有害業務に係るもの以外のもの)

問21 常時使用する労働者数が300人の事業場で、法令上、総括安全衛生管理者の選任が義務付けられていない業種は、次のうちどれか。

(1) 通信業

(2) 各種商品小売業

(3) 旅館業

(4) ゴルフ場業

(5) 警備業

問22 衛生管理者が管理すべき業務として、法令上、定められていないものは次のうちどれか。

ただし、次のそれぞれの業務のうち衛生に係る技術的事項に限るものとする。

(1) 化学物質等による危険性又は有害性等の調査及びその結果に基づき講ずる措置に関すること。
(2) 健康診断の実施その他健康の保持増進のための措置に関すること。
(3) 労働者の衛生のための教育の実施に関すること。
(4) 労働者の健康を確保するため必要があると認めるとき、事業者に対し、労働者の健康管理等について必要な勧告をすること。
(5) 少なくとも毎週1回作業場等を巡視し、衛生状態に有害のおそれがあるときは、直ちに、労働者の健康障害を防止するため必要な措置を講じること。

問23 労働安全衛生法に基づく心理的な負担の程度を把握するための検査の結果に基づき実施する面接指導に関する次の記述のうち、正しいものはどれか。

(1) 常時50人以上の労働者を使用する事業者は、1年以内ごとに1回、定期に、心理的な負担の程度を把握するための検査結果等報告書を所轄労働基準監督署長に提出しなければならない。
(2) 事業者は、面接指導の対象となる労働者の要件に該当する労働者から申出があったときは、申出の日から3か月以内に、面接指導を行わなければならない。
(3) 事業者は、面接指導を行った場合は、当該面接指導の結果を当該事業場の当該部署に所属する労働者の集団その他の一定規模の集団ごとに集計し、その結果について分析しなければならない。
(4) 面接指導の結果は、健康診断個人票に記載しなければならない。
(5) 面接指導を行う医師として事業者が指名できる医師は、法定の研修を修了した医師に限られる。

問24 産業医の職務として、法令に定められていない事項は次のうちどれか。

　　ただし、次のそれぞれの事項のうち医学に関する専門的知識を必要とするものに限るものとする。

(1) 安全衛生に関する方針の表明に関すること。
(2) 作業の管理に関すること。
(3) 健康診断の実施に関すること。
(4) 衛生教育に関すること。
(5) 労働者の健康障害の原因の調査及び再発防止のための措置に関すること。

問25 労働安全衛生規則に基づく次の定期健康診断項目のうち、厚生労働大臣が定める基準に基づき、医師が必要でないと認めるときは、省略することができる項目に該当しないものはどれか。

(1) 既往歴及び業務歴の調査
(2) 心電図検査
(3) 肝機能検査
(4) 血中脂質検査
(5) 貧血検査

問26 労働基準法における労働時間等に関する次の記述のうち、正しいものはどれか。

(1) 1日8時間を超えて労働させることができるのは、時間外労働の協定を締結し、これを所轄労働基準監督署長に届け出た場合に限られている。

(2) 労働時間に関する規定の適用については、事業場を異にする場合は労働時間を通算しない。

(3) 労働時間が8時間を超える場合においては、少なくとも45分の休憩時間を労働時間の途中に与えなければならない。

(4) 機密の事務を取り扱う労働者については、所轄労働基準監督署長の許可を受けなくても労働時間に関する規定は適用されない。

(5) フレックスタイム制の清算期間は、6か月以内の期間に限られる。

問27 週所定労働時間が32時間、週所定労働日数が4日である労働者であって、雇入れの日から起算して3年6か月継続勤務したものに対して、その後1年間に新たに与えなければならない年次有給休暇日数として、法令上、正しいものは次のうちどれか。

　　ただし、その労働者はその直前の1年間に全労働日の8割以上出勤したものとする。

(1) 10日

(2) 11日

(3) 12日

(4) 13日

(5) 14日

問28 厚生労働省の「労働者の心の健康の保持増進のための指針」に基づくメンタルヘルスケアの実施に関する次の記述のうち、適切でないものはどれか。

(1) 「心の健康づくり計画」の策定に当たっては、衛生委員会又は安全衛生委員会において十分調査審議を行う。

(2) 「セルフケア」、「ラインによるケア」、「事業場内産業保健スタッフ等によるケア」及び「事業場外資源によるケア」の四つのケアを継続的かつ計画的に行う。

(3) メンタルヘルスケアを推進するに当たって、労働者の個人情報を主治医等の医療職や家族から取得する際には、あらかじめこれらの情報を取得する目的を労働者に明らかにして承諾を得るとともに、これらの情報は労働者本人から提出を受けることが望ましい。

(4) 労働者の心の健康は、職場配置、人事異動、職場の組織等の要因によって影響を受ける可能性があるため、人事労務管理部門と連携するようにする。

(5) プライバシー保護の観点から、衛生委員会や安全衛生委員会において、ストレスチェック制度に関する調査審議とメンタルヘルスケアに関する調査審議を関連付けて行うことは避ける。

問29 労働者の健康保持増進のために行う健康測定における運動機能検査の項目とその測定種目との組合せとして、誤っているものは次のうちどれか。

(1) 筋力 ……………… 握力

(2) 柔軟性 …………… 座位体前屈

(3) 筋持久力 ………… 上体起こし

(4) 敏しょう性 ……… 踏み台昇降

(5) 全身持久性 ……… 最大酸素摂取量

問30 1,000人を対象としたある疾病のスクリーニング検査の結果と精密検査結果によるその疾病の有無は下表のとおりであった。このスクリーニング検査の偽陽性率及び偽陰性率の近似値の組合せとして、適切なものは(1)〜(5)のうちどれか。

　　ただし、偽陽性率とは、疾病無しの者を陽性と判定する率をいい、偽陰性率とは、疾病有りの者を陰性と判定する率をいうものとする。

精密検査結果による疾病の有無	スクリーニング検査結果（人）	
	陽性	陰性
疾病有り	20	5
疾病無し	200	775

	偽陽性率（%）	偽陰性率（%）
(1)	20.0	0.5
(2)	20.5	20.0
(3)	22.0	25.0
(4)	25.8	0.5
(5)	28.2	20.0

問31 脳血管障害及び虚血性心疾患に関する次の記述のうち、誤っているものはどれか。

(1) 脳血管障害は、脳の血管の病変が原因で生じ、出血性病変、虚血性病変などに分類される。

(2) 出血性の脳血管障害は、脳表面のくも膜下腔に出血するくも膜下出血、脳実質内に出血する脳出血などに分類される。

(3) くも膜下出血は、通常、脳動脈瘤が破れて数日後に発症し、激しい頭痛を伴う。

(4) 虚血性心疾患は、心筋の一部分に可逆的な虚血が起こる狭心症と、不可逆的な心筋壊死が起こる心筋梗塞とに大別される。

(5) 心筋梗塞では、突然激しい胸痛が起こり、「締め付けられるように痛い」、「胸が苦しい」などの症状が、1時間以上続くこともある。

問32 骨折に関する次の記述のうち、正しいものはどれか。

(1) 単純骨折とは、骨にひびが入った状態をいう。
(2) 複雑骨折とは、骨が多数の骨片に破砕された状態をいう。
(3) 不完全骨折では、骨折端どうしが擦れ合う軋轢音や変形などが認められる。
(4) 脊髄損傷が疑われる場合は、動かさないことを原則とするが、やむを得ず搬送する場合は、負傷者に振動を与えないようにするため、柔らかいマットに乗せる。
(5) 骨折に対する処置として、副子を手や足に当てるときは、骨折部分の上下の関節まで固定できる長さで、かつ、幅の広いものを用いる。

問33 ノロウイルスによる食中毒に関する次の記述のうち、正しいものはどれか。

(1) 食品に付着したウイルスが食品中で増殖し、ウイルスが産生した毒素により発症する。
(2) ウイルスの感染性は、長時間煮沸しても失われない。
(3) 潜伏期間は、1〜2日である。
(4) 発生時期は、夏季が多い。
(5) 症状は、筋肉の麻痺などの神経症状が特徴である。

問34 BMIに関する次の記述のうち、正しいものはどれか。

(1) BMIは肥満や低体重（痩せ）の判定に用いられる指数で、この数値が大きいほ ど肥満の傾向があり、小さいほど痩せの傾向がある。

(2) BMIを算出するには、腹囲の値が必要である。

(3) BMIを算出するには、体脂肪率の値が必要である。

(4) BMIは、内臓脂肪の重量と直線的な比例関係にある。

(5) BMIによる肥満度の判定基準には、男性の方が女性より大きな数値が用いら れる。

労働生理

問35 呼吸に関する次の記述のうち、正しいものはどれか。

(1) 呼吸は、胸膜が運動することで胸腔内の圧力を変化させ、肺を受動的に伸縮 させることにより行われる。

(2) 肺胞内の空気と肺胞を取り巻く毛細血管中の血液との間で行われるガス交換 は、内呼吸である。

(3) 通常の呼吸の場合の呼気には、酸素が約16%、二酸化炭素が約4%含まれる。

(4) チェーンストークス呼吸とは、肺機能の低下により呼吸数が増加した状態を いい、喫煙が原因となることが多い。

(5) 身体活動時には、血液中の窒素分圧の上昇により呼吸中枢が刺激され、1回換 気量及び呼吸数が増加する。

問36 神経系に関する次の記述のうち、誤っているものはどれか。

（1）神経細胞の細胞体が集合しているところを、中枢神経系では神経節といい、末梢神経系では神経核という。

（2）大脳の外側の皮質は、神経細胞の細胞体が集合した灰白質で、感覚、運動、思考などの作用を支配する中枢として機能する。

（3）副交感神経系は、身体の機能を回復に向けて働く神経系で、休息や睡眠状態で活動が高まり、心拍数を減少し、消化管の運動を亢進する。

（4）自律神経系は、交感神経系と副交感神経系とに分類され、各種臓器に対して両方の神経が支配している。

（5）体性神経には感覚器官からの情報を中枢に伝える感覚神経と、中枢からの命令を運動器官に伝える運動神経がある。

問37 心臓及び血液循環に関する次の記述のうち、誤っているものはどれか。

（1）心臓は、自律神経の中枢で発生した刺激が刺激伝導系を介して心筋に伝わることにより、規則正しく収縮と拡張を繰り返す。

（2）肺循環により左心房に戻ってきた血液は、左心室を経て大動脈に入る。

（3）大動脈を流れる血液は動脈血であるが、肺動脈を流れる血液は静脈血である。

（4）心臓の拍動による動脈圧の変動を末梢の動脈で触知したものを脈拍といい、一般に、手首の橈骨動脈で触知する。

（5）動脈硬化とは、コレステロールの蓄積などにより、動脈壁が肥厚・硬化して弾力性を失った状態であり、進行すると血管の狭窄や閉塞を招き、臓器への酸素や栄養分の供給が妨げられる。

問38 脂肪の分解・吸収及び脂質の代謝に関する次の記述のうち、誤っているものはどれか。

(1) 脂肪は、膵臓から分泌される消化酵素である膵アミラーゼにより脂肪酸とグリセリンに分解される。

(2) 胆汁は、アルカリ性で、消化酵素は含まないが、食物中の脂肪を乳化させ、脂肪分解の働きを助ける。

(3) 肝臓は、過剰な蛋白質及び糖質を中性脂肪に変換する。

(4) コレステロールやリン脂質は、神経組織の構成成分となる。

(5) 脂質は、糖質や蛋白質に比べて多くのATPを産生するエネルギー源となるが、摂取量が多すぎると肥満の原因となる。

問39 腎臓又は尿に関する次のAからDの記述について、誤っているものの組合せは(1)～(5)のうちどれか。

　A 腎臓の皮質にある腎小体では、糸球体から血液中の糖以外の血漿成分がボウマン嚢に濾し出され、原尿が生成される。

　B 腎臓の尿細管では、原尿に含まれる大部分の水分及び身体に必要な成分が血液中に再吸収され、残りが尿として生成される。

　C 尿は淡黄色の液体で、固有の臭気を有し、通常、弱酸性である。

　D 尿酸は、体内のプリン体と呼ばれる物質の代謝物で、健康診断において尿中の尿酸の量の検査が広く行われている。

(1) A, B

(2) A, C

(3) A, D

(4) B, C

(5) C, D

問40 感覚又は感覚器に関する次の記述のうち、誤っているものはどれか。

(1) 眼軸が短過ぎるために、平行光線が網膜の後方で像を結ぶものを遠視という。

(2) 嗅覚と味覚は化学感覚ともいわれ、物質の化学的性質を認知する感覚である。

(3) 温度感覚は、皮膚のほか口腔などの粘膜にも存在し、一般に冷覚の方が温覚よりも鋭敏である。

(4) 深部感覚は、筋肉や腱にある受容器から得られる身体各部の位置、運動などを認識する感覚である。

(5) 平衡感覚に関係する器官である前庭及び半規管は、中耳にあって、体の傾きや回転の方向を知覚する。

問41 ヒトのホルモン、その内分泌器官及びそのはたらきの組合せとして、誤っているものは次のうちどれか。

	ホルモン	内分泌器官	はたらき
(1)	アルドステロン	副腎髄質	血糖量の増加
(2)	インスリン	膵臓	血糖量の減少
(3)	パラソルモン	副甲状腺	血中のカルシウム量の調節
(4)	プロラクチン	下垂体	黄体形成の促進
(5)	副腎皮質刺激ホルモン	下垂体	副腎皮質の活性化

問42 免疫に関する次の記述のうち、誤っているものはどれか。

(1) 抗原とは、免疫に関係する細胞によって異物として認識される物質のことである。

(2) 抗原となる物質には、蛋白質、糖質などがある。

(3) 抗体とは、体内に入ってきた抗原に対して体液性免疫において作られる免疫グロブリンと呼ばれる蛋白質のことである。

(4) 好中球は白血球の一種であり、偽足を出してアメーバ様運動を行い、体内に侵入してきた細菌などを貪食する。

(5) リンパ球には、血液中の抗体を作るTリンパ球と、細胞性免疫の作用を持つBリンパ球がある。

問43 ストレスに関する次の記述のうち、誤っているものはどれか。

(1) 外部からの刺激であるストレッサーは、その形態や程度にかかわらず、自律神経系と内分泌系を介して、心身の活動を抑圧する。

(2) ストレスに伴う心身の反応には、ノルアドレナリン、アドレナリンなどのカテコールアミンや副腎皮質ホルモンが深く関与している。

(3) 昇進、転勤、配置替えなどがストレスの原因となることがある。

(4) 職場環境における騒音、気温、湿度、悪臭などがストレスの原因となることがある。

(5) ストレスにより、高血圧症、狭心症、十二指腸潰瘍などの疾患が生じることがある。

問44 体温調節に関する次の記述のうち、正しいものはどれか。

（1）体温調節中枢は、間脳の視床下部にある。

（2）体温調節のように、外部環境が変化しても身体内部の状態を一定に保つ生体の仕組みを同調性といい、筋肉と神経系により調整されている。

（3）寒冷な環境においては、皮膚の血管が拡張して血流量を増し、皮膚温を上昇させる。

（4）計算上、体重70kgの人の体表面から10gの汗が蒸発すると、体温が約1℃下がる。

（5）不感蒸泄とは、水分が発汗により失われることをいう。

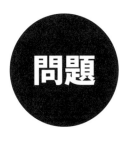

問題

令和5年10月
過去問題
（公表本試験問題）

関係法令（有害業務に係るもの）　　　　　　　　　　　 問 1 〜問10

労働衛生（有害業務に係るもの）　　　　　　　　　　　 問11〜問20

関係法令（有害業務に係るもの以外のもの）　　　　 問21〜問27

労働衛生（有害業務に係るもの以外のもの）　　　　 問28〜問34

労働生理 　　　　　　　　　　　　　　　　　　　　　　 問35〜問44

解答はこちら

解答・解説.........別冊P.31
解答一覧...................P.197

問1 常時400人の労働者を使用する製造業の事業場における衛生管理体制に関する（1）〜（5）の記述のうち、法令上、誤っているものはどれか。

　　ただし、400人中には、屋内作業場において次の業務に常時従事する者が含まれているが、その他の有害業務はないものとし、衛生管理者及び産業医の選任の特例はないものとする。

深夜業を含む業務 …………………………………………… 200人

多量の高熱物体を取り扱う業務 ………………………… 50人

塩素を試験研究のため取り扱う作業を行う業務………… 30人

（1）総括安全衛生管理者を選任しなければならない。

（2）衛生管理者のうち少なくとも1人を専任の衛生管理者としなければならない。

（3）衛生管理者は、全て第一種衛生管理者免許を有する者のうちから選任することができる。

（4）産業医は、この事業場に専属でない者を選任することができる。

（5）特定化学物質作業主任者を選任しなくてよい。

問2 次の業務に労働者を就かせるとき、法令に基づく安全又は衛生のための特別の教育を行わなければならないものはどれか。

（1）赤外線又は紫外線にさらされる業務

（2）有機溶剤等を用いて行う接着の業務

（3）塩酸を用いて行う分析の業務

（4）エックス線回折装置を用いて行う分析の業務

（5）廃棄物の焼却施設において焼却灰を取り扱う業務

問3 次の免許のうち、労働安全衛生法令に定められていないものはどれか。

(1) 潜水士免許

(2) 高圧室内作業主任者免許

(3) エックス線作業主任者免許

(4) 石綿作業主任者免許

(5) ガンマ線透過写真撮影作業主任者免許

問4 次の特定化学物質を製造しようとするとき、労働安全衛生法に基づく厚生労働大臣の許可を必要としないものはどれか。

(1) アルファ-ナフチルアミン

(2) 塩素化ビフェニル (別名PCB)

(3) オルト-トリジン

(4) オルト-トルイジン

(5) ベンゾトリクロリド

問5 次のAからEの粉じん発生源について、法令上、特定粉じん発生源に該当するものの組合せは (1)～(5) のうちどれか。

 A 屋内において、耐火物を用いた炉を解体する箇所

 B 屋内の、ガラスを製造する工程において、原料を溶解炉に投げ入れる箇所

 C 屋内において、研磨材を用いて手持式動力工具により金属を研磨する箇所

 D 屋内において、粉状の炭素製品を袋詰めする箇所

 E 屋内において、固定の溶射機により金属を溶射する箇所

(1) A, B

(2) A, E

(3) B, C

(4) C, D

(5) D, E

問6 有機溶剤等を取り扱う場合の措置について、有機溶剤中毒予防規則に違反しているものは次のうちどれか。

　　　ただし、同規則に定める適用除外及び設備の特例はないものとする。

(1) 地下室の内部で第一種有機溶剤等を用いて作業を行わせるとき、その作業場所に局所排気装置を設け、有効に稼働させているが、作業者に送気マスクも有機ガス用防毒マスクも使用させていない。

(2) 屋内作業場で、第二種有機溶剤等が付着している物の乾燥の業務に労働者を従事させるとき、その作業場所に最大0.4m/sの制御風速を出し得る能力を有する側方吸引型外付け式フードの局所排気装置を設け、かつ、作業に従事する労働者に有機ガス用防毒マスクを使用させている。

(3) 屋内作業場に設けた空気清浄装置のない局所排気装置の排気口で、厚生労働大臣が定める濃度以上の有機溶剤を排出するものの高さを、屋根から1.5mとしている。

(4) 屋外作業場において有機溶剤含有物を用いて行う塗装の業務に常時従事する労働者に対し、1年以内ごとに1回、定期に、有機溶剤等健康診断を行っている。

(5) 有機溶剤等を入れてあった空容器で有機溶剤の蒸気が発散するおそれのあるものを、密閉して屋内の一定の場所に集積している。

問7 管理区域内において放射線業務に従事する労働者の被ばく限度に関する次の文中の　　内に入れるAからDの語句又は数値の組合せとして、法令上、正しいものは（1）〜（5）のうちどれか。

　「男性又は妊娠する可能性がないと診断された女性が受ける実効線量の限度は、緊急作業に従事する場合を除き、　A　間につき　B　、かつ、　C　間につき　D　である。」

	A	B	C	D
(1)	1年	50mSv	1か月	5mSv
(2)	3年	100mSv	3か月	10mSv
(3)	3年	100mSv	1年	50mSv
(4)	5年	100mSv	1年	50mSv
(5)	5年	250mSv	1年	100mSv

問8 労働安全衛生規則の衛生基準について、誤っているものは次のうちどれか。

(1) 炭酸ガス（二酸化炭素）濃度が0.15%を超える場所には、関係者以外の者が立ち入ることを禁止し、かつ、その旨を見やすい箇所に表示しなければならない。

(2) 強烈な騒音を発する屋内作業場においては、その伝ぱを防ぐため、隔壁を設ける等必要な措置を講じなければならない。

(3) 多筒抄紙機により紙を抄く業務を行う屋内作業場については、6か月以内ごとに1回、定期に、等価騒音レベルを測定しなければならない。

(4) 著しく暑熱又は多湿の作業場においては、坑内等特殊な作業場でやむを得ない事由がある場合を除き、休憩の設備を作業場外に設けなければならない。

(5) 屋内作業場に多量の熱を放散する溶融炉があるときは、加熱された空気を直接屋外に排出し、又はその放射するふく射熱から労働者を保護する措置を講じなければならない。

問9 法令に基づき定期に行う作業環境測定とその測定頻度との組合せとして、誤っているものは次のうちどれか。

(1) 溶融ガラスからガラス製品を成型する業務を行う屋内作業場の気温、湿度及びふく射熱の測定 …………………………………… 半月以内ごとに1回

(2) 通気設備が設けられている坑内の作業場における通気量の測定
　　………………………………………………………… 半月以内ごとに1回

(3) 非密封の放射性物質を取り扱う作業室における空気中の放射性物質の濃度の測定 ………………………………………………… 1か月以内ごとに1回

(4) 鉛ライニングの業務を行う屋内作業場における空気中の鉛濃度の測定
　　………………………………………………………… 6か月以内ごとに1回

(5) 常時特定粉じん作業を行う屋内作業場における空気中の粉じん濃度の測定
　　………………………………………………………… 6か月以内ごとに1回

問10 労働基準法に基づき、満18歳に満たない者を就かせてはならない業務に該当しないものは次のうちどれか。

(1) さく岩機、鋲打機等身体に著しい振動を与える機械器具を用いて行う業務

(2) 著しく寒冷な場所における業務

(3) 20kgの重量物を継続的に取り扱う業務

(4) 超音波にさらされる業務

(5) 強烈な騒音を発する場所における業務

問11 化学物質とその常温・常圧（25℃、1気圧）での空気中における状態との組合せとして、誤っているものは次のうちどれか。

ただし、ガスとは、常温・常圧で気体のものをいい、蒸気とは、常温・常圧で液体又は固体の物質が蒸気圧に応じて揮発又は昇華して気体となっているものをいうものとする。

(1) アクリロニトリル ……………………… ガス
(2) アセトン ………………………………… 蒸気
(3) アンモニア ……………………………… ガス
(4) ホルムアルデヒド ……………………… ガス
(5) 硫酸ジメチル …………………………… 蒸気

問12 労働衛生対策を進めていくに当たっては、作業環境管理、作業管理及び健康管理が必要であるが、次のAからEの対策例について、作業管理に該当するものの組合せは（1）～（5）のうちどれか。

　A 座位での情報機器作業における作業姿勢は、椅子に深く腰をかけて背もたれに背を十分あて、履き物の足裏全体が床に接した姿勢を基本とする。

　B 有機溶剤業務を行う作業場所に設置した局所排気装置のフード付近の気流の風速を測定する。

　C 放射線業務を行う作業場所において、外部放射線による実効線量を算定し、管理区域を設定する。

　D ずい道建設工事の掘削作業において、土石又は岩石を湿潤な状態に保つための設備を稼働する。

　E 介護作業等腰部に著しい負担のかかる作業に従事する労働者に対し、腰痛予防体操を実施する。

(1) A, B

(2) A, C

(3) B, C

(4) C, D

(5) D, E

問13 化学物質等による疾病のリスクの低減措置について、法令に定められた措置以外の措置を検討する場合、優先度の最も高いものは次のうちどれか。

(1) 化学物質等に係る機械設備等の密閉化

(2) 化学物質等に係る機械設備等への局所排気装置の設置

(3) 化学反応のプロセス等の運転条件の変更

(4) 化学物質等の有害性に応じた有効な保護具の使用

(5) 作業手順の改善

問14 化学物質による健康障害に関する次の記述のうち、正しいものはどれか。

(1) 一酸化炭素による中毒では、ヘモグロビン合成の障害による貧血、溶血などがみられる。

(2) 弗化水素による中毒では、脳神経細胞が侵され、幻覚、錯乱などの精神障害がみられる。

(3) シアン化水素による中毒では、細胞内の酸素の利用の障害による呼吸困難、けいれんなどがみられる。

(4) 塩化ビニルによる慢性中毒では、慢性気管支炎、歯牙酸蝕症などがみられる。

(5) 塩素による中毒では、再生不良性貧血、溶血などの造血機能の障害がみられる。

問15 作業環境における騒音及びそれによる健康障害に関する次の記述のうち、誤っているものはどれか。

(1) 騒音レベルの測定は、通常、騒音計の周波数重み付け特性Ａで行い、その大きさはdBで表す。

(2) 騒音性難聴は、初期には気付かないことが多く、また、不可逆的な難聴であるという特徴がある。

(3) 騒音は、自律神経系や内分泌系へも影響を与えるため、騒音ばく露により、交感神経の活動の亢進や副腎皮質ホルモンの分泌の増加が認められることがある。

(4) 騒音性難聴では、通常、会話音域より高い音域から聴力低下が始まる。

(5) 等価騒音レベルは、中心周波数500Hz、1,000Hz、2,000Hz及び4,000Hzの各オクターブバンドの騒音レベルの平均値で、変動する騒音に対する人間の生理・心理的反応とよく対応する。

問16 金属などによる健康障害に関する次の記述のうち、誤っているものはどれか。

(1) ベリリウム中毒では、接触皮膚炎、肺炎などの症状がみられる。

(2) マンガン中毒では、歩行障害、発語障害、筋緊張亢進などの症状がみられる。

(3) クロム中毒では、低分子蛋白尿、歯への黄色の色素沈着、視野狭窄などの症状がみられる。

(4) カドミウム中毒では、上気道炎、肺炎、腎機能障害などがみられる。

(5) 金属水銀中毒では、感情不安定、幻覚などの精神障害、手指の震えなどの症状がみられる。

問17 レーザー光線に関する次の記述のうち、誤っているものはどれか。

(1) レーザー光線は、おおむね1nmから180nmまでの波長域にある。
(2) レーザー光線は、単一波長で位相のそろった人工光線である。
(3) レーザー光線の強い指向性や集束性を利用し、高密度のエネルギーを発生させることができる。
(4) 出力パワーが最も弱いクラス1又はクラス2のレーザー光線は、可視光のレーザーポインタとして使用されている。
(5) レーザー光線にさらされるおそれのある業務は、レーザー機器の出力パワーなどに基づくクラス分けに応じた労働衛生上の対策を講じる必要がある。

問18 作業環境における有害要因による健康障害に関する次の記述のうち、正しいものはどれか。

(1) 潜水業務における減圧症は、浮上による減圧に伴い、血液中に溶け込んでいた酸素が気泡となり、血管を閉塞したり組織を圧迫することにより発生する。
(2) 熱けいれんは、高温環境下での労働において、皮膚の血管に血液がたまり、脳への血液の流れが少なくなることにより発生し、めまい、失神などの症状がみられる。
(3) 全身振動障害では、レイノー現象などの末梢循環障害や手指のしびれ感などの末梢神経障害がみられ、局所振動障害では、関節痛などの筋骨格系障害がみられる。
(4) 低体温症は、低温下の作業で全身が冷やされ、体の中心部の温度が35℃程度以下に低下した状態をいう。
(5) マイクロ波は、赤外線より波長が短い電磁波で、照射部位の組織を加熱する作用がある。

問19 有害物質を発散する屋内作業場の作業環境改善に関する次の記述のうち、正しいものはどれか。

(1) 有害物質を取り扱う装置を構造上又は作業上の理由で完全に密閉できない場合は、装置内の圧力を外気圧より高くする。

(2) 局所排気装置を設置する場合は、給気量が不足すると排気効果が低下するので、排気量に見合った給気経路を確保する。

(3) 有害物質を発散する作業工程では、局所排気装置の設置を密閉化や自動化より優先して検討する。

(4) 局所排気装置を設ける場合、ダクトが細すぎると搬送速度が不足し、太すぎると圧力損失が増大することを考慮して、ダクト径を決める。

(5) 局所排気装置に設ける空気清浄装置は、一般に、ダクトに接続された排風機を通過した後の空気が通る位置に設置する。

問20 有害化学物質とその生物学的モニタリング指標として用いられる尿中の代謝物との組合せとして、正しいものは次のうちどれか。

(1) トルエン ………………………… トリクロロ酢酸
(2) キシレン ………………………… メチル馬尿酸
(3) スチレン ………………………… 馬尿酸
(4) N,N-ジメチルホルムアミド ……… デルタ-アミノレブリン酸
(5) 鉛 ………………………………… マンデル酸

問21 産業医に関する次の記述のうち、法令上、誤っているものはどれか。ただし、産業医の選任の特例はないものとする。

(1) 産業医を選任しなければならない事業場は、常時50人以上の労働者を使用する事業場である。

(2) 常時使用する労働者数が2,000人を超える事業場では、産業医を2人以上選任しなければならない。

(3) 重量物の取扱い等重激な業務に常時500人以上の労働者を従事させる事業場では、その事業場に専属の産業医を選任しなければならない。

(4) 産業医が、事業者から、毎月1回以上、所定の情報の提供を受けている場合であって、事業者の同意を得ているときは、産業医の作業場等の巡視の頻度を、毎月1回以上から2か月に1回以上にすることができる。

(5) 産業医は、労働者に対する衛生教育に関することであって、医学に関する専門的知識を必要とする事項について、総括安全衛生管理者に対して勧告することができる。

問22 衛生委員会に関する次の記述のうち、法令上、誤っているものはどれか。

(1) 衛生委員会の議長を除く委員の半数については、事業場に労働者の過半数で組織する労働組合がないときは、労働者の過半数を代表する者の推薦に基づき指名しなければならない。

(2) 衛生委員会の議長は、原則として、総括安全衛生管理者又は総括安全衛生管理者以外の者で事業場においてその事業の実施を統括管理するもの若しくはこれに準ずる者のうちから事業者が指名した委員がなるものとする。

(3) 事業場に専属ではないが、衛生管理者として選任している労働衛生コンサルタントを、衛生委員会の委員として指名することができる。

(4) 作業環境測定を外部の作業環境測定機関に委託して実施している場合、当該作業環境測定を実施している作業環境測定士を、衛生委員会の委員として指名することができる。

(5) 衛生委員会の付議事項には、長時間にわたる労働による労働者の健康障害の防止を図るための対策の樹立に関することが含まれる。

問23 労働安全衛生規則に基づく医師による健康診断に関する次の記述のうち、誤っているものはどれか。

(1) 雇入時の健康診断において、医師による健康診断を受けた後3か月を経過しない者が、その健康診断結果を証明する書面を提出したときは、その健康診断の項目に相当する項目を省略することができる。

(2) 雇入時の健康診断の項目のうち、聴力の検査は、1,000Hz及び4,000Hzの音について行わなければならない。

(3) 深夜業を含む業務に常時従事する労働者に対し、6か月以内ごとに1回、定期に、健康診断を行わなければならないが、胸部エックス線検査については、1年以内ごとに1回、定期に、行うことができる。

(4) 定期健康診断を受けた労働者に対し、健康診断を実施した日から3か月以内に、当該健康診断の結果を通知しなければならない。

(5) 定期健康診断の結果に基づき健康診断個人票を作成して、これを5年間保存しなければならない。

問24 事業場の建築物、施設等に関する措置について、労働安全衛生規則の衛生基準に違反していないものは次のうちどれか。

(1) 常時男性35人、女性10人の労働者を使用している事業場で、労働者が臥床することのできる男女別々の休養室又は休養所を設けていない。

(2) 常時50人の労働者を就業させている屋内作業場の気積が、設備の占める容積及び床面から4mを超える高さにある空間を除き450m³となっている。

(3) 日常行う清掃のほか、毎年1回、12月下旬の平日を大掃除の日と決めて大掃除を行っている。

(4) 事業場に附属する食堂の床面積を、食事の際の1人について、0.5m²としている。

(5) 労働衛生上の有害業務を有しない事業場において、窓その他の開口部の直接外気に向かって開放することができる部分の面積が、常時床面積の25分の1である屋内作業場に、換気設備を設けていない。

問25 労働安全衛生法に基づく労働者の心理的な負担の程度を把握するための検査（以下「ストレスチェック」という。）及びその結果等に応じて実施される医師による面接指導に関する次の記述のうち、法令上、正しいものはどれか。

(1) ストレスチェックを受ける労働者について解雇、昇進又は異動に関して直接の権限を持つ監督的地位にある者は、ストレスチェックの実施の事務に従事してはならない。

(2) 事業者は、ストレスチェックの結果が、衛生管理者及びストレスチェックを受けた労働者に通知されるようにしなければならない。

(3) 面接指導を行う医師として事業者が指名できる医師は、当該事業場の産業医に限られる。

(4) 面接指導の結果は、健康診断個人票に記載しなければならない。

(5) 事業者は、面接指導の結果に基づき、当該労働者の健康を保持するため必要な措置について、面接指導が行われた日から3か月以内に、医師の意見を聴かなければならない。

問26 労働基準法に定める妊産婦等に関する次の記述のうち、法令上、誤っているものはどれか。
　　　ただし、常時使用する労働者数が10人以上の規模の事業場の場合とし、管理監督者等とは、「監督又は管理の地位にある者等、労働時間、休憩及び休日に関する規定の適用除外者」をいうものとする。

(1) 時間外・休日労働に関する協定を締結し、これを所轄労働基準監督署長に届け出ている場合であっても、妊産婦が請求した場合には、管理監督者等の場合を除き、時間外・休日労働をさせてはならない。

(2) フレックスタイム制を採用している場合であっても、妊産婦が請求した場合には、管理監督者等の場合を除き、1週40時間、1日8時間を超えて労働させてはならない。

(3) 妊産婦が請求した場合には、深夜業をさせてはならない。

(4) 妊娠中の女性が請求した場合においては、他の軽易な業務に転換させなければならない。

(5) 原則として、産後8週間を経過しない女性を就業させてはならない。

問27 週所定労働時間が25時間、週所定労働日数が4日である労働者であって、雇入れの日から起算して5年6か月継続勤務したものに対して、その後1年間に新たに与えなければならない年次有給休暇日数として、法令上、正しいものは次のうちどれか。

　ただし、その労働者はその直前の1年間に全労働日の8割以上出勤したものとする。

(1) 12日
(2) 13日
(3) 14日
(4) 15日
(5) 16日

労働衛生（有害業務に係るもの以外のもの）

問28 健康診断における検査項目に関する次の記述のうち、誤っているものはどれか。

(1) HDLコレステロールは、善玉コレステロールとも呼ばれ、低値であることは動脈硬化の危険因子となる。
(2) γ-GTPは、正常な肝細胞に含まれている酵素で、肝細胞が障害を受けると血液中に流れ出し、特にアルコールの摂取で高値を示す特徴がある。
(3) ヘモグロビンA1cは、血液1μL中に含まれるヘモグロビンの数を表す値であり、貧血の有無を調べるために利用される。
(4) 尿素窒素（BUN）は、腎臓から排泄される老廃物の一種で、腎臓の働きが低下すると尿中に排泄されず、血液中の値が高くなる。
(5) 血清トリグリセライド（中性脂肪）は、食後に値が上昇する脂質で、内臓脂肪が蓄積している者において、空腹時にも高値が持続することは動脈硬化の危険因子となる。

問29 厚生労働省の「職場における受動喫煙防止のためのガイドライン」に関する次のAからDの記述について、誤っているものの組合せは（1）～（5）のうちどれか。

A 第一種施設とは、多数の者が利用する施設のうち、学校、病院、国や地方公共団体の行政機関の庁舎等をいい、「原則敷地内禁煙」とされている。

B 一般の事務所や工場は、第二種施設に含まれ、「原則屋内禁煙」とされている。

C 第二種施設においては、特定の時間を禁煙とする時間分煙が認められている。

D たばこの煙の流出を防止するための技術的基準に適合した喫煙専用室においては、食事はしてはならないが、飲料を飲むことは認められている。

(1) A, B
(2) A, C
(3) B, C
(4) B, D
(5) C, D

問30 労働衛生管理に用いられる統計に関する次の記述のうち、誤っているものはどれか。

(1) 生体から得られたある指標が正規分布である場合、そのばらつきの程度は、平均値や最頻値によって表される。

(2) 集団を比較する場合、調査の対象とした項目のデータの平均値が等しくても分散が異なっていれば、異なった特徴をもつ集団であると評価される。

(3) 健康管理統計において、ある時点での検査における有所見者の割合を有所見率といい、このようなデータを静態データという。

(4) 健康診断において、対象人数、受診者数などのデータを計数データといい、身長、体重などのデータを計量データという。

(5) ある事象と健康事象との間に、統計上、一方が多いと他方も多いというような相関関係が認められたとしても、それらの間に因果関係があるとは限らない。

問31 厚生労働省の「職場における腰痛予防対策指針」に基づき、腰部に著しい負担のかかる作業に常時従事する労働者に対して当該作業に配置する際に行う健康診断の項目として、適切でないものは次のうちどれか。

(1) 既往歴及び業務歴の調査

(2) 自覚症状の有無の検査

(3) 負荷心電図検査

(4) 神経学的検査

(5) 脊柱の検査

問32 脳血管障害及び虚血性心疾患に関する次の記述のうち、誤っているものはどれか。

(1) 虚血性の脳血管障害である脳梗塞は、脳血管自体の動脈硬化性病変による脳血栓症と、心臓や動脈壁の血栓が剥がれて脳血管を閉塞する脳塞栓症に分類される。

(2) くも膜下出血は、通常、脳動脈瘤が破れて数日後、激しい頭痛で発症する。

(3) 虚血性心疾患は、冠動脈による心筋への血液の供給が不足したり途絶えることにより起こる心筋障害である。

(4) 心筋梗塞では、突然激しい胸痛が起こり、「締め付けられるように痛い」、「胸が苦しい」などの症状が、1時間以上続くこともある。

(5) 運動負荷心電図検査は、虚血性心疾患の発見に有用である。

問33 食中毒に関する次の記述のうち、正しいものはどれか。

(1) 感染型食中毒は、食物に付着した細菌そのものの感染によって起こる食中毒で、サルモネラ菌によるものがある。

(2) 赤身魚などに含まれるヒスチジンが細菌により分解されて生成されるヒスタミンは、加熱調理によって分解する。

(3) エンテロトキシンは、フグ毒の主成分で、手足のしびれや呼吸麻痺を起こす。

(4) カンピロバクターは、カビの産生する毒素で、腹痛や下痢を起こす。

(5) ボツリヌス菌は、缶詰や真空パックなど酸素のない密封食品中でも増殖するが、熱には弱く、60℃、10分間程度の加熱で殺菌することができる。

問34 身長175cm、体重80kg、腹囲88cmの人のBMIに最も近い値は、次のうちどれか。

(1) 21

(2) 26

(3) 29

(4) 37

(5) 40

問35 血液に関する次の記述のうち、誤っているものはどれか。

(1) 血液は、血漿成分と有形成分から成り、血漿成分は血液容積の約55%を占める。

(2) 血漿中の蛋白質のうち、アルブミンは血液の浸透圧の維持に関与している。

(3) 白血球のうち、好中球には、体内に侵入してきた細菌や異物を貪食する働きがある。

(4) 血小板のうち、リンパ球には、Bリンパ球、Tリンパ球などがあり、これらは免疫反応に関与している。

(5) 血液の凝固は、血漿中のフィブリノーゲンがフィブリンに変化し、赤血球などが絡みついて固まる現象である。

問36 心臓及び血液循環に関する次の記述のうち、誤っているものはどれか。

(1) 心拍数は、左心房に存在する洞結節からの電気刺激によってコントロールされている。

(2) 心臓の拍動による動脈圧の変動を末梢の動脈で触知したものを脈拍といい、一般に、手首の橈骨動脈で触知する。

(3) 心臓自体は、大動脈の起始部から出る冠動脈によって酸素や栄養分の供給を受けている。

(4) 肺循環により左心房に戻ってきた血液は、左心室を経て大動脈に入る。

(5) 大動脈を流れる血液は動脈血であるが、肺動脈を流れる血液は静脈血である。

問37 呼吸に関する次の記述のうち、誤っているものはどれか。

(1) 呼吸運動は、横隔膜、肋間筋などの呼吸筋が収縮と弛緩をすることにより行われる。

(2) 胸郭内容積が増し、その内圧が低くなるにつれ、鼻腔、気管などの気道を経て肺内へ流れ込む空気が吸気である。

(3) 肺胞内の空気と肺胞を取り巻く毛細血管中の血液との間で行われるガス交換は、外呼吸である。

(4) 血液中の二酸化炭素濃度が増加すると、呼吸中枢が刺激され、呼吸が速く深くなる。

(5) 呼吸のリズムをコントロールしているのは、間脳の視床下部である。

問38 摂取した食物中の炭水化物（糖質）、脂質及び蛋白質を分解する消化酵素の組合せとして、正しいものは次のうちどれか。

	炭水化物（糖質）	脂質	蛋白質
(1)	マルターゼ	リパーゼ	トリプシン
(2)	トリプシン	アミラーゼ	ペプシン
(3)	ペプシン	マルターゼ	トリプシン
(4)	ペプシン	リパーゼ	マルターゼ
(5)	アミラーゼ	トリプシン	リパーゼ

問39 肝臓の機能として、誤っているものは次のうちどれか。

（1）コレステロールを合成する。

（2）尿素を合成する。

（3）ヘモグロビンを合成する。

（4）胆汁を生成する。

（5）グリコーゲンを合成し、及び分解する。

問40 代謝に関する次の記述のうち、正しいものはどれか。

（1）代謝において、細胞に取り入れられた体脂肪、グリコーゲンなどが分解されてエネルギーを発生し、ATPが合成されることを同化という。

（2）代謝において、体内に摂取された栄養素が、種々の化学反応によって、細胞を構成する蛋白質などの生体に必要な物質に合成されることを異化という。

（3）基礎代謝量は、安静時における心臓の拍動、呼吸、体温保持などに必要な代謝量で、睡眠中の測定値で表される。

（4）エネルギー代謝率は、一定時間中に体内で消費された酸素と排出された二酸化炭素の容積比である。

（5）エネルギー代謝率は、動的筋作業の強度を表すことができるが、精神的作業や静的筋作業には適用できない。

問41

筋肉に関する次の記述のうち、正しいものはどれか。

(1) 横紋筋は、骨に付着して身体の運動の原動力となる筋肉で意志によって動かすことができるが、平滑筋は、心筋などの内臓に存在する筋肉で意志によって動かすことができない。

(2) 筋肉は神経からの刺激によって収縮するが、神経より疲労しにくい。

(3) 荷物を持ち上げたり、屈伸運動を行うときは、筋肉が長さを変えずに外力に抵抗して筋力を発生させる等尺性収縮が生じている。

(4) 強い力を必要とする運動を続けていると、筋肉を構成する個々の筋線維の太さは変わらないが、その数が増えることによって筋肉が太くなり筋力が増強する。

(5) 刺激に対して意識とは無関係に起こる定型的な反応を反射といい、四肢の皮膚に熱いものが触れたときなどに、その肢を体幹に近づけるような反射は屈曲反射と呼ばれる。

問42

耳とその機能に関する次の記述のうち、誤っているものはどれか。

(1) 騒音性難聴は、音を神経に伝達する内耳の聴覚器官の有毛細胞の変性によって起こる。

(2) 耳介で集められた音は、鼓膜を振動させ、その振動は耳小骨によって増幅され、内耳に伝えられる。

(3) 内耳は、前庭、半規管及び蝸牛（うずまき管）の三つの部位からなり、前庭と半規管が平衡感覚、蝸牛が聴覚をそれぞれ分担している。

(4) 前庭は、体の回転の方向や速度を感じ、半規管は、体の傾きの方向や大きさを感じる。

(5) 鼓室は、耳管によって咽頭に通じており、その内圧は外気圧と等しく保たれている。

問43 ストレスに関する次の記述のうち、誤っているものはどれか。

(1) 外部からの刺激であるストレッサーは、その形態や程度にかかわらず、自律神経系と内分泌系を介して、心身の活動を抑圧する。
(2) ストレスに伴う心身の反応には、ノルアドレナリン、アドレナリンなどのカテコールアミンや副腎皮質ホルモンが深く関与している。
(3) 昇進、転勤、配置替えなどがストレスの原因となることがある。
(4) 職場環境における騒音、気温、湿度、悪臭などがストレスの原因となることがある。
(5) ストレスにより、高血圧症、狭心症、十二指腸潰瘍などの疾患が生じることがある。

問44 ヒトのホルモン、その内分泌器官及びそのはたらきの組合せとして、誤っているものは次のうちどれか。

	ホルモン	内分泌器官	はたらき
(1)	ガストリン	胃	胃酸分泌刺激
(2)	アルドステロン	副腎皮質	体液中の塩類バランスの調節
(3)	パラソルモン	副甲状腺	血中のカルシウム量の調節
(4)	コルチゾール	膵臓	血糖量の増加
(5)	副腎皮質刺激ホルモン	下垂体	副腎皮質の活性化

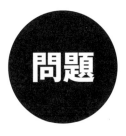

問題

令和5年4月
過去問題
（公表本試験問題）

関係法令（有害業務に係るもの） ……………………… 問 1 〜問10

労働衛生（有害業務に係るもの） ……………………… 問11〜問20

関係法令（有害業務に係るもの以外のもの） ………… 問21〜問27

労働衛生（有害業務に係るもの以外のもの） ………… 問28〜問34

労働生理 ………………………………………………… 問35〜問44

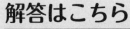

解答はこちら

解答・解説 ………… 別冊P.55

解答一覧 ……………… P.198

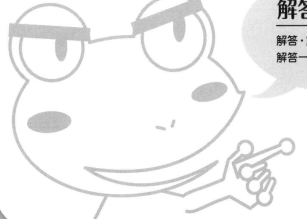

問1 ある製造業の事業場の労働者数及び有害業務等従事状況並びに産業医及び衛生管理者の選任の状況は、次の①～③のとおりである。この事業場の産業医及び衛生管理者の選任についての法令違反の状況に関する（1）～（5）の記述のうち、正しいものはどれか。

　　ただし、産業医及び衛生管理者の選任の特例はないものとする。

① 労働者数及び有害業務等従事状況

　　常時使用する労働者数は800人であり、このうち、深夜業を含む業務に400人が、強烈な騒音を発する場所における業務に30人が常時従事しているが、他に有害業務に従事している者はいない。

② 産業医の選任の状況

　　選任している産業医数は1人である。

　　この産業医は、この事業場に専属の者ではないが、産業医としての法令の要件を満たしている医師である。

③ 衛生管理者の選任の状況

　　選任している衛生管理者数は3人である。

　　このうち1人は、この事業場に専属でない労働衛生コンサルタントで、衛生工学衛生管理者免許を有していない。

　　他の2人は、この事業場に専属で、共に衛生管理者としての業務以外の業務を兼任しており、また、第一種衛生管理者免許を有しているが、衛生工学衛生管理者免許を有していない。

（1）選任している産業医がこの事業場に専属でないことが違反である。

（2）選任している衛生管理者数が少ないことが違反である。

（3）衛生管理者として選任している労働衛生コンサルタントがこの事業場に専属でないことが違反である。

（4）衛生工学衛生管理者免許を受けた者のうちから選任した衛生管理者が1人もいないことが違反である。

(5) 専任の衛生管理者が1人もいないことが違反である。

問2 次のAからDの作業について、法令上、作業主任者の選任が義務付けられているものの組合せは(1)～(5)のうちどれか。

    A 水深10m以上の場所における潜水の作業

    B セメント製造工程においてセメントを袋詰めする作業

    C 製造工程において硫酸を用いて行う洗浄の作業

    D 石炭を入れてあるホッパーの内部における作業

(1) A, B

(2) A, C

(3) A, D

(4) B, C

(5) C, D

問3 次の業務に労働者を就かせるとき、法令に基づく安全又は衛生のための特別の教育を行わなければならないものに該当しないものはどれか。

(1) 石綿等が使用されている建築物の解体等の作業に係る業務

(2) 高圧室内作業に係る業務

(3) 有機溶剤等を用いて行う接着の業務

(4) 廃棄物の焼却施設において焼却灰を取り扱う業務

(5) エックス線装置を用いて行う透過写真の撮影の業務

問4 次の装置のうち、法令上、定期自主検査の実施義務が規定されているものはどれか。

(1) 塩化水素を重量の20%含有する塩酸を使用する屋内の作業場所に設けた局所排気装置

(2) アーク溶接を行う屋内の作業場所に設けた全体換気装置

(3) エタノールを使用する作業場所に設けた局所排気装置

(4) アンモニアを使用する屋内の作業場所に設けたプッシュプル型換気装置

(5) トルエンを重量の10%含有する塗料を用いて塗装する屋内の作業場所に設けた局所排気装置

問5 屋内作業場において、第二種有機溶剤等を使用して常時洗浄作業を行う場合の措置として、法令上、誤っているものは次のうちどれか。
ただし、有機溶剤中毒予防規則に定める適用除外及び設備の特例はないものとする。

(1) 作業場所に設けた局所排気装置について、囲い式フードの場合は0.4m/sの制御風速を出し得る能力を有するものにする。

(2) 有機溶剤等の区分の色分けによる表示を黄色で行う。

(3) 作業中の労働者が見やすい場所に、有機溶剤の人体に及ぼす作用、有機溶剤等の取扱い上の注意事項及び有機溶剤による中毒が発生したときの応急処置を掲示する。

(4) 作業に常時従事する労働者に対し、6か月以内ごとに1回、定期に、特別の項目について医師による健康診断を行い、その結果に基づき作成した有機溶剤等健康診断個人票を3年間保存する。

(5) 労働者が有機溶剤を多量に吸入したときは、速やかに、当該労働者に医師による診察又は処置を受けさせる。

問6 酸素欠乏症等防止規則に関する次の記述のうち、誤っているものはどれか。

(1) 酸素欠乏とは、空気中の酸素の濃度が18%未満である状態をいう。

(2) 海水が滞留したことのあるピットの内部における作業については、酸素欠乏危険作業主任者技能講習を修了した者のうちから、酸素欠乏危険作業主任者を選任しなければならない。

(3) 第一種酸素欠乏危険作業を行う作業場については、その日の作業を開始する前に、当該作業場における空気中の酸素の濃度を測定しなければならない。

(4) 酸素又は硫化水素の濃度が法定の基準を満たすようにするために酸素欠乏危険作業を行う場所を換気するときは、純酸素を使用してはならない。

(5) し尿を入れたことのあるポンプを修理する場合で、これを分解する作業に労働者を従事させるときは、指揮者を選任し、作業を指揮させなければならない。

問7 じん肺法に関する次の記述のうち、法令上、誤っているものはどれか。

(1) じん肺管理区分の管理一は、じん肺健康診断の結果、じん肺の所見がないと認められるものをいう。

(2) じん肺管理区分の管理二は、じん肺健康診断の結果、エックス線写真の像が第一型でじん肺による著しい肺機能の障害がないと認められるものをいう。

(3) 常時粉じん作業に従事する労働者でじん肺管理区分が管理二であるものに対しては、1年以内ごとに1回、定期的に、じん肺健康診断を行わなければならない。

(4) 都道府県労働局長は、事業者から、法令に基づいて、じん肺の所見があると診断された労働者についてのエックス線写真等が提出されたときは、これらを基礎として、地方じん肺診査医の診断又は審査により、当該労働者についてじん肺管理区分の決定をするものとする。

(5) じん肺管理区分が管理三と決定された者及び合併症にかかっていると認められる者は、療養を要するものとする。

問8 労働安全衛生規則の衛生基準について、誤っているものは次のうちどれか。

(1) 硫化水素濃度が5ppmを超える場所には、関係者以外の者が立ち入ることを禁止し、かつ、その旨を見やすい箇所に表示しなければならない。

(2) 強烈な騒音を発する屋内作業場においては、その伝ぱを防ぐため、隔壁を設ける等必要な措置を講じなければならない。

(3) 屋内作業場に多量の熱を放散する溶融炉があるときは、加熱された空気を直接屋外に排出し、又はその放射するふく射熱から労働者を保護する措置を講じなければならない。

(4) 病原体により汚染された排気、排液又は廃棄物については、消毒、殺菌等適切な処理をした後に、排出し、又は廃棄しなければならない。

(5) 著しく暑熱又は多湿の作業場においては、坑内等特殊な作業場でやむを得ない事由がある場合を除き、休憩の設備を作業場外に設けなければならない。

問9 法令に基づき定期に行う作業環境測定とその測定頻度との組合せとして、誤っているものは次のうちどれか。

(1) 鉛ライニングの業務を行う屋内作業場における空気中の鉛濃度の測定
……………………………………………………… 6か月以内ごとに1回

(2) 動力により駆動されるハンマーを用いる金属の成型の業務を行う屋内作業場における等価騒音レベルの測定 ……………………… 6か月以内ごとに1回

(3) 第二種有機溶剤等を用いて塗装の業務を行う屋内作業場における空気中の有機溶剤の濃度の測定 ……………………………… 6か月以内ごとに1回

(4) 通気設備が設けられている坑内の作業場における通気量の測定
……………………………………………………… 半月以内ごとに1回

(5) 溶融ガラスからガラス製品を成型する業務を行う屋内作業場の気温、湿度及びふく射熱の測定 ……………………………………… 半月以内ごとに1回

問10 労働基準法に基づく有害業務への就業制限に関する次の記述のうち、誤っているものはどれか。

(1) 満18歳未満の者は、多量の低温物体を取り扱う業務に就かせてはならない。

(2) 妊娠中の女性は、異常気圧下における業務に就かせてはならない。

(3) 満18歳以上で産後8週間を経過したが1年を経過しない女性から、著しく暑熱な場所における業務に従事しない旨の申出があった場合には、当該業務に就かせてはならない。

(4) 満18歳以上で産後8週間を経過したが1年を経過しない女性から、さく岩機、鋲打機等身体に著しい振動を与える機械器具を用いて行う業務に従事したい旨の申出があった場合には、当該業務に就かせることができる。

(5) 満18歳以上で産後1年を経過した女性は、多量の低温物体を取り扱う業務に就かせることができる。

労働衛生（有害業務に係るもの）

問11 化学物質等による疾病のリスクの低減措置について、法令に定められた措置以外の措置を検討する場合、優先度の最も高いものは次のうちどれか。

(1) 化学物質等に係る機械設備等の密閉化

(2) 化学物質等に係る機械設備等への局所排気装置の設置

(3) 作業手順の改善

(4) 化学物質等の有害性に応じた有効な保護具の使用

(5) 化学反応のプロセス等の運転条件の変更

75

問12 次の化学物質のうち、常温・常圧（25℃、1気圧）の空気中で蒸気として存在するものはどれか。

ただし、蒸気とは、常温・常圧で液体又は固体の物質が蒸気圧に応じて揮発又は昇華して気体となっているものをいうものとする。

(1) 塩化ビニル
(2) ジクロロベンジジン
(3) アクリロニトリル
(4) エチレンオキシド
(5) 二酸化マンガン

問13 潜水作業、高圧室内作業などの作業における高圧の影響又は高圧環境下から常圧に戻る際の減圧の影響により、直接には発症しない健康障害は次のうちどれか。

(1) 酸素中毒
(2) 一酸化炭素中毒
(3) 炭酸ガス（二酸化炭素）中毒
(4) 窒素酔い
(5) 減圧症

問14 有機溶剤に関する次の記述のうち、正しいものはどれか。

(1) 有機溶剤の多くは、揮発性が高く、その蒸気は空気より軽い。
(2) 有機溶剤は、脂溶性が低いため、脂肪の多い脳などには入りにくい。
(3) ノルマルヘキサンによる障害として顕著なものには、白血病や皮膚がんがある。
(4) 二硫化炭素は、動脈硬化を進行させたり、精神障害を生じさせることがある。

(5) N,N-ジメチルホルムアミドによる障害として顕著なものには、視力低下を伴う視神経障害がある。

問15 作業環境における騒音及びそれによる健康障害に関する次の記述のうち、誤っているものはどれか。

(1) 人が聴くことができる音の周波数は、およそ20〜20,000Hzである。
(2) 音圧レベルは、通常、その音圧と人間が聴くことができる最も小さな音圧（20μPa）との比の常用対数を20倍して求められ、その単位はデシベル（dB）で表される。
(3) 等価騒音レベルは、単位時間（1時間）について10分間ごとのピーク値の騒音レベルを平均化した評価値で、変動する騒音に対して適用される。
(4) 騒音性難聴では、通常、会話音域より高い音域から聴力低下が始まる。
(5) 騒音性難聴は、音を神経に伝達する内耳の聴覚器官の有毛細胞の変性によって起こる。

問16 作業環境における有害要因による健康障害に関する次の記述のうち、正しいものはどれか。

(1) レイノー現象は、振動工具などによる末梢循環障害で、冬期に発生しやすい。
(2) けい肺は、鉄、アルミニウムなどの金属粉じんによる肺の線維増殖性変化で、けい肺結節という線維性の結節が形成される。
(3) 金属熱は、鉄、アルミニウムなどの金属を溶融する作業などに長時間従事した際に、高温環境により体温調節機能が障害を受けることにより発生する。
(4) 電離放射線による造血器障害は、確率的影響に分類され、被ばく線量がしきい値を超えると発生率及び重症度が線量に対応して増加する。
(5) 熱けいれんは、高温環境下での労働において、皮膚の血管に血液がたまり、脳への血液の流れが少なくなることにより発生し、めまい、失神などの症状が

みられる。

問17 化学物質による健康障害に関する次の記述のうち、正しいものはどれか。

(1) 塩素による中毒では、再生不良性貧血、溶血などの造血機能の障害がみられる。

(2) シアン化水素による中毒では、細胞内の酸素の利用の障害による呼吸困難、けいれんなどがみられる。

(3) 弗化水素による中毒では、脳神経細胞が侵され、幻覚、錯乱などの精神障害がみられる。

(4) 酢酸メチルによる慢性中毒では、微細動脈瘤を伴う脳卒中などがみられる。

(5) 二酸化窒素による慢性中毒では、骨の硬化、斑状歯などがみられる。

問18 労働衛生保護具に関する次の記述のうち、誤っているものはどれか。

(1) ガス又は蒸気状の有害物質が粉じんと混在している作業環境中で防毒マスクを使用するときは、防じん機能を有する防毒マスクを選択する。

(2) 防毒マスクの吸収缶の色は、一酸化炭素用は赤色で、有機ガス用は黒色である。

(3) 送気マスクは、清浄な空気をボンベに詰めたものを空気源として作業者に供給する自給式呼吸器である。

(4) 遮光保護具には、遮光度番号が定められており、溶接作業などの作業の種類に応じて適切な遮光度番号のものを使用する。

(5) 騒音作業における聴覚保護具（防音保護具）として、耳覆い（イヤーマフ）又は耳栓のどちらを選ぶかは、作業の性質や騒音の特性で決まるが、非常に強烈な騒音に対しては両者の併用も有効である。

問19

特殊健康診断に関する次の文中の　　　内に入れるAからCの語句の組合せとして、正しいものは（1）〜（5）のうちどれか。

「特殊健康診断において有害物の体内摂取量を把握する検査として、生物学的モニタリングがあり、スチレンについては、尿中の　A　及びフェニルグリオキシル酸の総量を測定し、　B　については、　C　中のデルタアミノレブリン酸の量を測定する。」

	A	B	C
(1)	馬尿酸	鉛	尿
(2)	馬尿酸	水銀	血液
(3)	メチル馬尿酸	鉛	血液
(4)	マンデル酸	水銀	血液
(5)	マンデル酸	鉛	尿

問20

局所排気装置に関する次の記述のうち、正しいものはどれか。

（1）ダクトの形状には円形、角形などがあり、その断面積を大きくするほど、ダクトの圧力損失が増大する。

（2）フード開口部の周囲にフランジがあると、フランジがないときに比べ、気流の整流作用が増すため、大きな排風量が必要となる。

（3）キャノピ型フードは、発生源からの熱による上昇気流を利用して捕捉するもので、レシーバ式フードに分類される。

（4）スロット型フードは、作業面を除き周りが覆われているもので、囲い式フードに分類される。

（5）空気清浄装置を付設する局所排気装置を設置する場合、排風機は、一般に、フードに接続した吸引ダクトと空気清浄装置の間に設ける。

問21 常時使用する労働者数が100人で、次の業種に属する事業場のうち、法令上、総括安全衛生管理者の選任が義務付けられていないものの業種はどれか。

(1) 林業
(2) 清掃業
(3) 燃料小売業
(4) 建設業
(5) 運送業

問22 衛生委員会に関する次の記述のうち、法令上、正しいものはどれか。

(1) 衛生委員会の議長は、衛生管理者である委員のうちから、事業者が指名しなければならない。
(2) 産業医のうち衛生委員会の委員として指名することができるのは、当該事業場に専属の産業医に限られる。
(3) 衛生管理者として選任しているが事業場に専属でない労働衛生コンサルタントを、衛生委員会の委員として指名することはできない。
(4) 当該事業場の労働者で、作業環境測定を実施している作業環境測定士を衛生委員会の委員として指名することができる。
(5) 衛生委員会は、毎月1回以上開催するようにし、議事で重要なものに係る記録を作成して、これを5年間保存しなければならない。

問23 労働安全衛生規則に基づく医師による健康診断に関する次の記述のうち、誤っているものはどれか。

(1) 深夜業を含む業務に常時従事する労働者に対し、6か月以内ごとに1回、定期に、健康診断を行わなければならないが、胸部エックス線検査については、1年以内ごとに1回、定期に、行うことができる。

(2) 雇入時の健康診断の項目のうち、聴力の検査は、1,000Hz及び4,000Hzの音について行わなければならない。

(3) 雇入時の健康診断において、医師による健康診断を受けた後3か月を経過しない者が、その健康診断結果を証明する書面を提出したときは、その健康診断の項目に相当する項目を省略することができる。

(4) 定期健康診断を受けた労働者に対し、健康診断を実施した日から3か月以内に、当該健康診断の結果を通知しなければならない。

(5) 定期健康診断の結果に基づき健康診断個人票を作成して、これを5年間保存しなければならない。

問24 労働時間の状況等が一定の要件に該当する労働者に対して、法令により実施することが義務付けられている医師による面接指導に関する次の記述のうち、正しいものはどれか。
　　　ただし、新たな技術、商品又は役務の研究開発に係る業務に従事する者及び高度プロフェッショナル制度の対象者はいないものとする。

(1) 面接指導の対象となる労働者の要件は、原則として、休憩時間を除き1週間当たり40時間を超えて労働させた場合におけるその超えた時間が1か月当たり80時間を超え、かつ、疲労の蓄積が認められる者であることとする。

(2) 事業者は、面接指導を実施するため、タイムカードによる記録等の客観的な方法その他の適切な方法により、監督又は管理の地位にある者を除き、労働者の労働時間の状況を把握しなければならない。

(3) 面接指導を行う医師として事業者が指定することのできる医師は、当該事業場の産業医に限られる。

(4) 事業者は、面接指導の対象となる労働者の要件に該当する労働者から面接指導を受ける旨の申出があったときは、申出の日から3か月以内に、面接指導を行わなければならない。

(5) 事業者は、面接指導の結果に基づき、当該面接指導の結果の記録を作成して、これを3年間保存しなければならない。

問25 労働安全衛生法に基づく心理的な負担の程度を把握するための検査について、医師及び保健師以外の検査の実施者として、次のAからDの者のうち正しいものの組合せは(1)～(5)のうちどれか。

ただし、実施者は、法定の研修を修了した者とする。

A 公認心理師
B 歯科医師
C 衛生管理者
D 産業カウンセラー

(1) A, B
(2) A, D
(3) B, C
(4) B, D
(5) C, D

問26 労働基準法における労働時間等に関する次の記述のうち、正しいものはどれか。

(1) 1日8時間を超えて労働させることができるのは、時間外労働の協定を締結し、これを所轄労働基準監督署長に届け出た場合に限られている。

(2) 労働時間が8時間を超える場合においては、少なくとも45分の休憩時間を労働時間の途中に与えなければならない。

(3) 機密の事務を取り扱う労働者に対する労働時間に関する規定の適用の除外については、所轄労働基準監督署長の許可を受けなければならない。

(4) フレックスタイム制の清算期間は、3か月以内の期間に限られる。

(5) 満20歳未満の者については、時間外・休日労働をさせることはできない。

問27 週所定労働時間が25時間、週所定労働日数が4日である労働者であって、雇入れの日から起算して4年6か月継続勤務したものに対して、その後1年間に新たに与えなければならない年次有給休暇日数として、法令上、正しいものは次のうちどれか。

ただし、その労働者はその直前の1年間に全労働日の8割以上出勤したものとする。

(1) 9日
(2) 10日
(3) 11日
(4) 12日
(5) 13日

労働衛生（有害業務に係るもの以外のもの）

問28 厚生労働省の「労働者の心の健康の保持増進のための指針」に基づくメンタルヘルス対策に関する次のAからDの記述について、誤っているものの組合せは（1）〜（5）のうちどれか。

A メンタルヘルスケアを中長期的視点に立って継続的かつ計画的に行うため策定する「心の健康づくり計画」は、各事業場における労働安全衛生に関する計画の中に位置付けることが望

ましい。

B 「心の健康づくり計画」の策定に当たっては、プライバシー保護の観点から、衛生委員会や安全衛生委員会での調査審議は避ける。

C 「セルフケア」、「家族によるケア」、「ラインによるケア」及び「事業場外資源によるケア」の四つのケアを効果的に推進する。

D 「セルフケア」とは、労働者自身がストレスや心の健康について理解し、自らのストレスを予防、軽減する、又はこれに対処することである。

(1) A、B

(2) A、C

(3) A、D

(4) B、C

(5) C、D

問29 厚生労働省の「職場における受動喫煙防止のためのガイドライン」において、「喫煙専用室」を設置する場合に満たすべき事項として定められていないものは、次のうちどれか。

(1) 喫煙専用室の出入口において、室外から室内に流入する空気の気流が、0.2m/s以上であること。

(2) 喫煙専用室の出入口における室外から室内に流入する空気の気流について、6か月以内ごとに1回、定期に測定すること。

(3) 喫煙専用室のたばこの煙が室内から室外に流出しないよう、喫煙専用室は、壁、天井等によって区画されていること。

(4) 喫煙専用室のたばこの煙が屋外又は外部の場所に排気されていること。

(5) 喫煙専用室の出入口の見やすい箇所に必要事項を記載した標識を掲示すること。

問30 労働衛生管理に用いられる統計に関する次の記述のうち、誤っているものはどれか。

(1) 生体から得られたある指標が正規分布である場合、そのばらつきの程度は、平均値及び中央値によって表される。

(2) 集団を比較する場合、調査の対象とした項目のデータの平均値が等しくても分散が異なっていれば、異なった特徴をもつ集団であると評価される。

(3) 健康管理統計において、ある時点での集団に関するデータを静態データといい、「有所見率」は静態データの一つである。

(4) ある事象と健康事象との間に、統計上、一方が多いと他方も多いというような相関関係が認められたとしても、それらの間に因果関係があるとは限らない。

(5) 健康診断において、対象人数、受診者数などのデータを計数データといい、身長、体重などのデータを計量データという。

問31 脳血管障害及び虚血性心疾患に関する次の記述のうち、誤っているものはどれか。

(1) 出血性の脳血管障害は、脳表面のくも膜下腔に出血するくも膜下出血、脳実質内に出血する脳出血などに分類される。

(2) 虚血性の脳血管障害である脳梗塞は、脳血管自体の動脈硬化性病変による脳塞栓症と、心臓や動脈壁の血栓が剥がれて脳血管を閉塞する脳血栓症に分類される。

(3) 高血圧性脳症は、急激な血圧上昇が誘因となって、脳が腫脹する病気で、頭痛、悪心、嘔吐、意識障害、視力障害、けいれんなどの症状がみられる。

(4) 虚血性心疾患は、心筋の一部分に可逆的な虚血が起こる狭心症と、不可逆的な心筋壊死が起こる心筋梗塞とに大別される。

(5) 運動負荷心電図検査は、虚血性心疾患の発見に有用である。

問32 食中毒に関する次の記述のうち、誤っているものはどれか。

(1) 黄色ブドウ球菌による食中毒は、食品に付着した菌が食品中で増殖した際に生じる毒素により発症する。

(2) サルモネラ菌による食中毒は、鶏卵が原因となることがある。

(3) 腸炎ビブリオ菌は、熱に強い。

(4) ボツリヌス菌は、缶詰、真空パック食品など酸素のない食品中で増殖して毒性の強い神経毒を産生し、筋肉の麻痺症状を起こす。

(5) ノロウイルスの失活化には、煮沸消毒又は塩素系の消毒剤が効果的である。

問33 感染症に関する次の記述のうち、誤っているものはどれか。

(1) 人間の抵抗力が低下した場合は、通常、多くの人には影響を及ぼさない病原体が病気を発症させることがあり、これを日和見感染という。

(2) 感染が成立しているが、症状が現れない状態が継続することを不顕性感染という。

(3) 感染が成立し、症状が現れるまでの人をキャリアといい、感染したことに気付かずに病原体をばらまく感染源になることがある。

(4) 感染源の人が咳やくしゃみをして、唾液などに混じった病原体が飛散することにより感染することを空気感染といい、インフルエンザや普通感冒の代表的な感染経路である。

(5) インフルエンザウイルスにはA型、B型及びC型の三つの型があるが、流行の原因となるのは、主として、A型及びB型である。

問34 厚生労働省の「事業場における労働者の健康保持増進のための指針」に基づく健康保持増進対策に関する次の記述のうち、適切でないものはどれか。

(1) 健康保持増進対策の推進に当たっては、事業者が労働者等の意見を聴きつつ事業場の実態に即した取組を行うため、労使、産業医、衛生管理者等で構成される衛生委員会等を活用する。

(2) 健康測定の結果に基づき行う健康指導には、運動指導、メンタルヘルスケア、栄養指導、口腔保健指導、保健指導が含まれる。

(3) 健康保持増進措置は、主に生活習慣上の課題を有する労働者の健康状態の改善を目指すために個々の労働者に対して実施するものと、事業場全体の健康状態の改善や健康増進に係る取組の活性化等、生活習慣上の課題の有無に関わらず労働者を集団として捉えて実施するものがある。

(4) 健康保持増進に関する課題の把握や目標の設定等においては、労働者の健康状態等を客観的に把握できる数値を活用することが望ましい。

(5) 健康測定とは、健康指導を行うために実施される調査、測定等のことをいい、疾病の早期発見に重点をおいた健康診断の各項目の結果を健康測定に活用することはできない。

労働生理

問35 呼吸に関する次の記述のうち、正しいものはどれか。

(1) 呼吸は、胸膜が運動することで胸腔内の圧力を変化させ、肺を受動的に伸縮させることにより行われる。

(2) 肺胞内の空気と肺胞を取り巻く毛細血管中の血液との間で行われるガス交換は、内呼吸である。

(3) 成人の呼吸数は、通常、1分間に16〜20回であるが、食事、入浴、発熱など

によって増加する。

(4) チェーンストークス呼吸とは、肺機能の低下により呼吸数が増加した状態を
いい、喫煙が原因となることが多い。

(5) 身体活動時には、血液中の窒素分圧の上昇により呼吸中枢が刺激され、1回換
気量及び呼吸数が増加する。

問36 心臓及び血液循環に関する次の記述のうち、誤っているものはどれ
か。

(1) 心臓は、自律神経の中枢で発生した刺激が刺激伝導系を介して心筋に伝わる
ことにより、規則正しく収縮と拡張を繰り返す。

(2) 肺循環により左心房に戻ってきた血液は、左心室を経て大動脈に入る。

(3) 大動脈を流れる血液は動脈血であるが、肺動脈を流れる血液は静脈血である。

(4) 心臓の拍動による動脈圧の変動を末梢の動脈で触知したものを脈拍といい、
一般に、手首の橈骨動脈で触知する。

(5) 心臓自体は、大動脈の起始部から出る冠動脈によって酸素や栄養分の供給を
受けている。

問37 下の図は、脳などの正中縦断面であるが、図中に ▨ で示すAから
Eの部位に関する次の記述のうち、誤っているものはどれか。

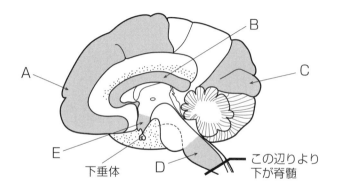

88

(1) Aは、大脳皮質の前頭葉で、運動機能中枢、運動性言語中枢及び精神機能中枢がある。

(2) Bは、小脳で、体の平衡を保つ中枢がある。

(3) Cは、大脳皮質の後頭葉で、視覚中枢がある。

(4) Dは、延髄で、呼吸運動、循環器官・消化器官の働きなど、生命維持に重要な機能の中枢がある。

(5) Eは、間脳の視床下部で、自律神経系の中枢がある。

問38 摂取した食物中の炭水化物（糖質）、脂質及び蛋白質を分解する消化酵素の組合せとして、正しいものは次のうちどれか。

炭水化物（糖質）	脂質	蛋白質
(1) マルターゼ	リパーゼ	トリプシン
(2) トリプシン	アミラーゼ	ペプシン
(3) ペプシン	マルターゼ	トリプシン
(4) ペプシン	リパーゼ	マルターゼ
(5) アミラーゼ	トリプシン	リパーゼ

問39 腎臓・泌尿器系に関する次の記述のうち、誤っているものはどれか。

(1) 糸球体では、血液中の蛋白質以外の血漿成分がボウマン嚢に濾し出され、原尿が生成される。

(2) 尿細管では、原尿に含まれる大部分の水分、電解質、栄養分などが血液中に再吸収される。

(3) 尿の生成・排出により、体内の水分の量やナトリウムなどの電解質の濃度を調節するとともに、生命活動によって生じた不要な物質を排出する。

(4) 尿の約95％は水分で、約5％が固形物であるが、その成分は全身の健康状態

をよく反映するので、尿検査は健康診断などで広く行われている。

(5) 血液中の尿素窒素（BUN）の値が低くなる場合は、腎臓の機能の低下が考えられる。

問40 血液に関する次の記述のうち、誤っているものはどれか。

(1) 血液は、血漿と有形成分から成り、有形成分は赤血球、白血球及び血小板から成る。

(2) 血漿中の蛋白質のうち、グロブリンは血液浸透圧の維持に関与し、アルブミンは免疫物質の抗体を含む。

(3) 血液中に占める血球（主に赤血球）の容積の割合をヘマトクリットといい、男性で約45%、女性で約40%である。

(4) 血液の凝固は、血漿中のフィブリノーゲンがフィブリンに変化し、赤血球などが絡みついて固まる現象である。

(5) ABO式血液型は、赤血球の血液型分類の一つで、A型の血清は抗B抗体を持つ。

問41 感覚又は感覚器に関する次の記述のうち、誤っているものはどれか。

(1) 眼軸が短過ぎるために、平行光線が網膜の後方で像を結ぶものを遠視という。

(2) 嗅覚と味覚は化学感覚ともいわれ、物質の化学的性質を認知する感覚である。

(3) 温度感覚は、皮膚のほか口腔などの粘膜にも存在し、一般に温覚の方が冷覚よりも鋭敏である。

(4) 深部感覚は、筋肉や腱にある受容器から得られる身体各部の位置、運動などを認識する感覚である。

(5) 中耳にある鼓室は、耳管によって咽頭に通じており、その内圧は外気圧と等しく保たれている。

問42 免疫に関する次の記述のうち、誤っているものはどれか。

(1) 抗原とは、免疫に関係する細胞によって異物として認識される物質のことである。

(2) 抗原となる物質には、蛋白質、糖質などがある。

(3) 抗原に対する免疫が、逆に、人体の組織や細胞に傷害を与えてしまうことをアレルギーといい、主なアレルギー性疾患としては、気管支ぜんそく、アトピー性皮膚炎などがある。

(4) 免疫の機能が失われたり低下したりすることを免疫不全といい、免疫不全になると、感染症にかかりやすくなったり、がんに罹患しやすくなったりする。

(5) 免疫には、リンパ球が産生する抗体によって病原体を攻撃する細胞性免疫と、リンパ球などが直接に病原体などを取り込んで排除する体液性免疫の二つがある。

問43 筋肉に関する次の記述のうち、正しいものはどれか。

(1) 横紋筋は、骨に付着して身体の運動の原動力となる筋肉で意志によって動かすことができるが、平滑筋は、心筋などの内臓に存在する筋肉で意志によって動かすことができない。

(2) 筋肉は神経からの刺激によって収縮するが、神経より疲労しにくい。

(3) 荷物を持ち上げたり、屈伸運動を行うときは、筋肉が長さを変えずに外力に抵抗して筋力を発生させる等尺性収縮が生じている。

(4) 強い力を必要とする運動を続けていると、筋肉を構成する個々の筋線維の太さは変わらないが、その数が増えることによって筋肉が太くなり筋力が増強する。

(5) 筋肉自体が収縮して出す最大筋力は、筋肉の断面積 $1cm^2$ 当たりの平均値をとると、性差、年齢差がほとんどない。

問44 睡眠に関する次の記述のうち、誤っているものはどれか。

(1) 入眠の直後にはノンレム睡眠が生じ、これが不十分な時には、日中に眠気を催しやすい。

(2) 副交感神経系は、身体の機能を回復に向けて働く神経系で、休息や睡眠状態で活動が高まり、心拍数を減少し、消化管の運動を亢進する。

(3) 睡眠と覚醒のリズムは、体内時計により約1日の周期に調節されており、体内時計の周期を外界の24時間周期に適切に同調させることができないために生じる睡眠の障害を、概日リズム睡眠障害という。

(4) 睡眠と食事は深く関係しているため、就寝直前の過食は、肥満のほか不眠を招くことになる。

(5) 脳下垂体から分泌されるセクレチンは、夜間に分泌が上昇するホルモンで、睡眠と覚醒のリズムの調節に関与している。

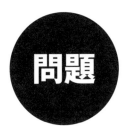

問題

令和4年10月
過去問題
（公表本試験問題）

関係法令（有害業務に係るもの） ………………………… 問 1 ～問10

労働衛生（有害業務に係るもの） ………………………… 問11～問20

関係法令（有害業務に係るもの以外のもの） ………… 問21～問27

労働衛生（有害業務に係るもの以外のもの） ………… 問28～問34

労働生理 ………………………………………………………… 問35～問44

解答はこちら

解答・解説 ....別冊 P.81

解答一覧 P.199

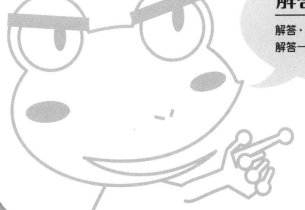

問1 常時600人の労働者を使用する製造業の事業場における衛生管理体制に関する（1）〜（5）の記述のうち、法令上、誤っているものはどれか。

ただし、600人中には、製造工程において次の業務に常時従事する者がそれぞれに示す人数含まれているが、試験研究の業務はなく、他の有害業務はないものとし、衛生管理者及び産業医の選任の特例はないものとする。

深夜業を含む業務 ……………………………………300人
多量の低温物体を取り扱う業務 …………………………100人
特定化学物質のうち第三類物質を製造する業務 ……… 20人

(1) 衛生管理者は、3人以上選任しなければならない。

(2) 衛生管理者のうち1人を、衛生工学衛生管理者免許を受けた者のうちから選任しなければならない。

(3) 衛生管理者のうち少なくとも1人を、専任の衛生管理者としなければならない。

(4) 産業医としての法定の要件を満たしている医師で、この事業場に専属でないものを産業医として選任することができる。

(5) 特定化学物質作業主任者を選任しなければならない。

問2 次の特定化学物質を製造しようとするとき、労働安全衛生法に基づく厚生労働大臣の許可を必要としないものはどれか。

(1) オルト-トリジン

(2) エチレンオキシド

(3) ジアニシジン

(4) ベリリウム

(5) アルファ-ナフチルアミン

問3 法令に基づき定期に行う作業環境測定とその測定頻度との組合せとして、誤っているものは次のうちどれか。

(1) 非密封の放射性物質を取り扱う作業室における空気中の放射性物質の濃度の測定 ……………………………………………………… 1か月以内ごとに1回

(2) チッパーによりチップする業務を行う屋内作業場における等価騒音レベルの測定 ……………………………………………………… 6か月以内ごとに1回

(3) 通気設備が設けられている坑内の作業場における通気量の測定
……………………………………………………… 1か月以内ごとに1回

(4) 鉛蓄電池を製造する工程において鉛等を加工する業務を行う屋内作業場における空気中の鉛の濃度の測定 …………………………… 1年以内ごとに1回

(5) 第二種有機溶剤等を用いて洗浄の作業を行う屋内作業場における空気中の有機溶剤濃度の測定 ……………………………………… 6か月以内ごとに1回

問4 次の業務に労働者を就かせるとき、法令に基づく安全又は衛生のための特別の教育を行わなければならないものに該当しないものはどれか。

(1) 石綿等が使用されている建築物の解体等の作業に係る業務
(2) 潜水作業者への送気の調節を行うためのバルブ又はコックを操作する業務
(3) 廃棄物の焼却施設において焼却灰を取り扱う業務
(4) 特定化学物質のうち第二類物質を取り扱う作業に係る業務
(5) エックス線装置を用いて行う透過写真の撮影の業務

問5 厚生労働大臣が定める規格を具備しなければ、譲渡し、貸与し、又は設置してはならない機械等に該当するものは、次のうちどれか。

(1) 聴覚保護具

(2) 防振手袋

(3) 化学防護服

(4) 放射線装置室

(5) 排気量40cm^{3}以上の内燃機関を内蔵するチェーンソー

問6 石綿障害予防規則に基づく措置に関する次の記述のうち、誤っているものはどれか。

(1) 石綿等を取り扱う屋内作業場については、6か月以内ごとに1回、定期に、作業環境測定を行うとともに、測定結果等を記録し、これを40年間保存しなければならない。

(2) 石綿等の粉じんが発散する屋内作業場に設けられた局所排気装置については、原則として、1年以内ごとに1回、定期に、自主検査を行うとともに、検査の結果等を記録し、これを3年間保存しなければならない。

(3) 石綿等の取扱いに伴い石綿の粉じんを発散する場所における業務に常時従事する労働者に対し、雇入れ又は当該業務への配置替えの際及びその後6か月以内ごとに1回、定期に、特別の項目について医師による健康診断を行い、その結果に基づき、石綿健康診断個人票を作成し、これを当該労働者が当該事業場において常時当該業務に従事しないこととなった日から40年間保存しなければならない。

(4) 石綿等の取扱いに伴い石綿の粉じんを発散する場所において、常時石綿等を取り扱う作業に従事する労働者については、1か月を超えない期間ごとに、作業の概要、従事した期間等を記録し、これを当該労働者が当該事業場において常時当該作業に従事しないこととなった日から40年間保存するものとする。

(5) 石綿等を取り扱う事業者が事業を廃止しようとするときは、石綿関係記録等報告書に、石綿等に係る作業の記録及び局所排気装置、除じん装置等の定期自主検査の記録を添えて所轄労働基準監督署長に提出しなければならない。

問7 じん肺法に関する次の記述のうち、法令上、誤っているものはどれか。

(1) 都道府県労働局長は、事業者等からじん肺健康診断の結果を証明する書面等が提出された労働者について、地方じん肺診査医の診断又は審査によりじん肺管理区分を決定する。

(2) 事業者は、常時粉じん作業に従事する労働者で、じん肺管理区分が管理一であるものについては、3年以内ごとに1回、定期的に、じん肺健康診断を行わなければならない。

(3) 事業者は、常時粉じん作業に従事する労働者で、じん肺管理区分が管理二又は管理三であるものについては、1年以内ごとに1回、定期的に、じん肺健康診断を行わなければならない。

(4) じん肺管理区分が管理四と決定された者は、療養を要する。

(5) 事業者は、じん肺健康診断に関する記録及びエックス線写真を5年間保存しなければならない。

問8 酸素欠乏症等防止規則等に基づく措置に関する次の記述のうち、誤っているものはどれか。

(1) 汚水を入れたことのあるポンプを修理する場合で、これを分解する作業に労働者を従事させるときは、硫化水素中毒の防止について必要な知識を有する者のうちから指揮者を選任し、作業を指揮させなければならない。

(2) 酒類を入れたことのある醸造槽の内部における清掃作業の業務に労働者を就かせるときは、酸素欠乏危険作業に係る特別の教育を行わなければならない。

(3) 酸素欠乏危険作業を行う場所において、爆発、酸化等を防止するため換気を行うことができない場合には、送気マスク又は防毒マスクを備え、労働者に使用させなければならない。

(4) 酸素欠乏危険作業に労働者を従事させるときは、常時作業の状況を監視し、異常があったときに直ちに酸素欠乏危険作業主任者及びその他の関係者に通

報する者を置く等異常を早期に把握するために必要な措置を講じなければならない。

(5) 第一鉄塩類を含有している地層に接する地下室の内部における作業に労働者を従事させるときは、酸素欠乏の空気が漏出するおそれのある箇所を閉そくし、酸素欠乏の空気を直接外部へ放出することができる設備を設ける等酸素欠乏の空気の流入を防止するための措置を講じなければならない。

問9 有機溶剤等を取り扱う場合の措置について、有機溶剤中毒予防規則に違反しているものは次のうちどれか。
　　ただし、同規則に定める適用除外及び設備の特例はないものとする。

(1) 屋内作業場で、第二種有機溶剤等が付着している物の乾燥の業務に労働者を従事させるとき、その作業場所の空気清浄装置を設けていない局所排気装置の排気口で、厚生労働大臣が定める濃度以上の有機溶剤を排出するものの高さを、屋根から2mとしている。

(2) 第三種有機溶剤等を用いて払しょくの業務を行う屋内作業場について、定期に、当該有機溶剤の濃度を測定していない。

(3) 屋内作業場で、第二種有機溶剤等が付着している物の乾燥の業務に労働者を従事させるとき、その作業場所に最大0.4m/sの制御風速を出し得る能力を有する側方吸引型外付け式フードの局所排気装置を設け、かつ、作業に従事する労働者に有機ガス用防毒マスクを使用させている。

(4) 屋内作業場で、第二種有機溶剤等を用いる試験の業務に労働者を従事させるとき、有機溶剤作業主任者を選任していない。

(5) 有機溶剤等を入れてあった空容器で有機溶剤の蒸気が発散するおそれのあるものを、屋外の一定の場所に集積している。

問10 労働基準法に基づき、満17歳の女性を就かせてはならない業務に該当しないものは次のうちどれか。

(1) 異常気圧下における業務

(2) 20kgの重量物を断続的に取り扱う業務

(3) 多量の高熱物体を取り扱う業務

(4) 著しく寒冷な場所における業務

(5) 土石、獣毛等のじんあい又は粉末を著しく飛散する場所における業務

労働衛生（有害業務に係るもの）

問11 次の化学物質のうち、常温・常圧（25℃、1気圧）の空気中で蒸気として存在するものはどれか。

　　　ただし、蒸気とは、常温・常圧で液体又は固体の物質が蒸気圧に応じて揮発又は昇華して気体となっているものをいうものとする。

(1) 塩化ビニル

(2) ジクロロベンジジン

(3) アクリロニトリル

(4) 硫化水素

(5) アンモニア

問12 厚生労働省の「化学物質等による危険性又は有害性等の調査等に関する指針」において示されている化学物質等による健康障害に係るリスクを見積もる方法として、適切でないものは次のうちどれか。

(1) 発生可能性及び重篤度を相対的に尺度化し、それらを縦軸と横軸として、あらかじめ発生可能性及び重篤度に応じてリスクが割り付けられた表を使用す

る方法

(2) 取り扱う化学物質等の年間の取扱量及び作業時間を一定の尺度によりそれぞれ数値化し、それらを加算又は乗算等する方法

(3) 発生可能性及び重篤度を段階的に分岐していく方法

(4) ILOの化学物質リスク簡易評価法（コントロール・バンディング）を用いる方法

(5) 対象の化学物質等への労働者のばく露の程度及び当該化学物質等による有害性を相対的に尺度化し、それらを縦軸と横軸とし、あらかじめばく露の程度及び有害性の程度に応じてリスクが割り付けられた表を使用する方法

問13 粉じん（ヒュームを含む。）による健康障害に関する次の記述のうち、誤っているものはどれか。

(1) じん肺は、粉じんを吸入することによって肺に生じた炎症性病変を主体とする疾病で、その種類には、けい肺、間質性肺炎、慢性閉塞性肺疾患（COPD）などがある。

(2) じん肺は、肺結核のほか、続発性気管支炎、続発性気胸、原発性肺がんなどを合併することがある。

(3) アルミニウムやその化合物によってじん肺を起こすことがある。

(4) 溶接工肺は、溶接の際に発生する酸化鉄ヒュームのばく露によって発症するじん肺である。

(5) 炭素を含む粉じんは、じん肺を起こすことがある。

問14 電離放射線などに関する次の記述のうち、誤っているものはどれか。

(1) 電離放射線には、電磁波と粒子線がある。

(2) エックス線は、通常、エックス線装置を用いて発生させる人工の電離放射線

であるが、放射性物質から放出されるガンマ線と同様に電磁波である。

(3) エックス線は、紫外線より波長の長い電磁波である。

(4) 電離放射線の被ばくによる白内障は、晩発障害に分類され、被ばく後、半年〜30年後に現れることが多い。

(5) 電離放射線を放出してほかの元素に変わる元素を放射性同位元素（ラジオアイソトープ）という。

問15 作業環境における有害要因による健康障害に関する次の記述のうち、正しいものはどれか。

(1) 低温の環境下では、手や足の指などの末梢部において組織の凍結を伴わない凍瘡を起こすことがある。

(2) 電離放射線による造血器障害は、確率的影響に分類され、被ばく線量がしきい値を超えると発生率及び重症度が線量に対応して増加する。

(3) 金属熱は、金属の溶融作業において、高温環境により体温調節中枢が麻痺することにより発生し、数時間にわたり発熱、関節痛などの症状がみられる。

(4) 窒素ガスで置換したタンク内の空気など、ほとんど無酸素状態の空気を吸入すると徐々に窒息の状態になり、この状態が5分程度継続すると呼吸停止する。

(5) 減圧症は、潜函作業者や潜水作業者が高圧下作業からの減圧に伴い、血液中や組織中に溶け込んでいた炭酸ガスの気泡化が関与して発生し、皮膚のかゆみ、関節痛、神経の麻痺などの症状がみられる。

問16 化学物質による健康障害に関する次の記述のうち、誤っているものはどれか。

(1) 一酸化炭素は、赤血球中のヘモグロビンと強く結合し、体内組織の酸素欠乏状態を起こす。

(2) シアン化水素による中毒では、細胞内での酸素利用の障害による呼吸困難、けいれんなどがみられる。

(3) 硫化水素による中毒では、意識消失、呼吸麻痺などがみられる。

(4) 塩化ビニルによる慢性中毒では、慢性気管支炎、歯牙酸蝕症などがみられる。

(5) 弗化水素による慢性中毒では、骨の硬化、斑状歯などがみられる。

問17 労働衛生保護具に関する次の記述のうち、正しいものはどれか。

(1) 保護めがねは、紫外線などの有害光線による眼の障害を防ぐ目的で使用するもので、飛散粒子、薬品の飛沫などによる障害を防ぐ目的で使用するものではない。

(2) 保護クリームは、皮膚の露出部に塗布して、作業中に有害な物質が直接皮膚に付着しないようにする目的で使用するものであるので、有害性の強い化学物質を直接素手で取り扱うときには、必ず使用する。

(3) 防じんマスクは作業に適したものを選択し、高濃度の粉じんのばく露のおそれがあるときは、できるだけ粉じんの捕集効率が高く、かつ、排気弁の動的漏れ率が低いものを選ぶ。

(4) 複数の種類の有毒ガスが混在している場合には、そのうち最も毒性の強いガス用の防毒マスクを使用する。

(5) エアラインマスクは、清浄な空気をボンベに詰めたものを空気源として供給する呼吸用保護具で、自給式呼吸器の一種である。

問18 金属などによる健康障害に関する次の記述のうち、誤っているものはどれか。

(1) 金属水銀中毒では、感情不安定、幻覚などの精神障害、手指の震えなどの症状がみられる。

(2) 鉛中毒では、貧血、末梢神経障害、腹部の疝痛などの症状がみられる。

(3) マンガン中毒では、指の骨の溶解、肝臓の血管肉腫などがみられる。

(4) カドミウム中毒では、上気道炎、肺炎、腎機能障害などがみられる。

(5) 砒素中毒では、角化症、黒皮症などの皮膚障害、鼻中隔穿孔などの症状がみられる。

問19 局所排気装置に関する次の記述のうち、正しいものはどれか。

(1) ダクトの形状には円形、角形などがあり、その断面積を大きくするほど、ダクトの圧力損失が増大する。

(2) フード開口部の周囲にフランジがあると、フランジがないときに比べ、効率良く吸引することができる。

(3) ドラフトチェンバ型フードは、発生源からの飛散速度を利用して捕捉するもので、外付け式フードに分類される。

(4) スロット型フードは、作業面を除き周りが覆われているもので、囲い式フードに分類される。

(5) 空気清浄装置を付設する局所排気装置を設置する場合、排風機は、一般に、フードに接続した吸引ダクトと空気清浄装置の間に設ける。

問20 特殊健康診断に関する次の文中の＿＿＿内に入れるAからCの語句の組合せとして、正しいものは (1)～(5) のうちどれか。

「特殊健康診断において有害物の体内摂取量を把握する検査として、生物学的モニタリングがあり、ノルマルヘキサンについては、尿中の＿A＿の量を測定し、＿B＿については、＿C＿中のデルタアミノレブリン酸の量を測定する。」

	A	B	C
(1)	2,5-ヘキサンジオン	鉛	尿
(2)	2,5-ヘキサンジオン	鉛	血液
(3)	シクロヘキサノン	鉛	尿
(4)	シクロヘキサノン	水銀	尿
(5)	シクロヘキサノン	水銀	血液

関係法令（有害業務に係るもの以外のもの）

問21 総括安全衛生管理者に関する次の記述のうち、法令上、誤っているものはどれか。

(1) 総括安全衛生管理者は、事業場においてその事業の実施を統括管理する者又はこれに準ずる者を充てなければならない。

(2) 都道府県労働局長は、労働災害を防止するため必要があると認めるときは、総括安全衛生管理者の業務の執行について事業者に勧告することができる。

(3) 総括安全衛生管理者は、選任すべき事由が発生した日から14日以内に選任しなければならない。

(4) 総括安全衛生管理者を選任したときは、遅滞なく、選任報告書を、所轄労働基準監督署長に提出しなければならない。

(5) 危険性又は有害性等の調査及びその結果に基づき講ずる措置に関することは、総括安全衛生管理者が統括管理する業務のうちの一つである。

問22 産業医に関する次の記述のうち、法令上、誤っているものはどれか。ただし、産業医の選任の特例はないものとする。

(1) 常時使用する労働者数が50人以上の事業場において、厚生労働大臣の指定する者が行う産業医研修の修了者等の所定の要件を備えた医師であっても、

当該事業場においてその事業の実施を統括管理する者は、産業医として選任することはできない。

(2) 産業医が、事業者から、毎月1回以上、所定の情報の提供を受けている場合であって、事業者の同意を得ているときは、産業医の作業場等の巡視の頻度を、毎月1回以上から2か月に1回以上にすることができる。

(3) 事業者は、産業医が辞任したとき又は産業医を解任したときは、遅滞なく、その旨及びその理由を衛生委員会又は安全衛生委員会に報告しなければならない。

(4) 事業者は、専属の産業医が旅行、疾病、事故その他やむを得ない事由によって職務を行うことができないときは、代理者を選任しなければならない。

(5) 事業者が産業医に付与すべき権限には、労働者の健康管理等を実施するために必要な情報を労働者から収集することが含まれる。

問23 労働安全衛生規則に基づく次の定期健康診断項目のうち、厚生労働大臣が定める基準に基づき、医師が必要でないと認めるときは、省略することができる項目に該当しないものはどれか。

(1) 自覚症状の有無の検査

(2) 腹囲の検査

(3) 胸部エックス線検査

(4) 心電図検査

(5) 血中脂質検査

問24 労働時間の状況等が一定の要件に該当する労働者に対して、法令により実施することが義務付けられている医師による面接指導に関する次の記述のうち、正しいものはどれか。

ただし、新たな技術、商品又は役務の研究開発に係る業務に従事する者及び高度プロフェッショナル制度の対象者はいないものとする。

（1）面接指導の対象となる労働者の要件は、原則として、休憩時間を除き1週間当たり40時間を超えて労働させた場合におけるその超えた時間が1か月当たり100時間を超え、かつ、疲労の蓄積が認められる者であることとする。

（2）事業者は、面接指導を実施するため、タイムカードによる記録等の客観的な方法その他の適切な方法により、労働者の労働時間の状況を把握しなければならない。

（3）面接指導の結果は、健康診断個人票に記載しなければならない。

（4）事業者は、面接指導の結果に基づき、労働者の健康を保持するために必要な措置について、原則として、面接指導が行われた日から3か月以内に、医師の意見を聴かなければならない。

（5）事業者は、面接指導の結果に基づき、当該面接指導の結果の記録を作成して、これを3年間保存しなければならない。

問25 事務室の空気環境の測定、設備の点検等に関する次の記述のうち、法令上、誤っているものはどれか。

（1）中央管理方式の空気調和設備を設けた建築物内の事務室については、空気中の一酸化炭素及び二酸化炭素の含有率を、6か月以内ごとに1回、定期に、測定しなければならない。

（2）事務室の建築、大規模の修繕又は大規模の模様替を行ったときは、その事務室における空気中のホルムアルデヒドの濃度を、その事務室の使用を開始した日以後所定の時期に1回、測定しなければならない。

（3）燃焼器具を使用するときは、発熱量が著しく少ないものを除き、毎日、異常の有無を点検しなければならない。

（4）事務室において使用する機械による換気のための設備については、2か月以内ごとに1回、定期に、異常の有無を点検しなければならない。

（5）空気調和設備内に設けられた排水受けについては、原則として、1か月以内ごとに1回、定期に、その汚れ及び閉塞の状況を点検しなければならない。

問26 労働基準法に定める妊産婦等に関する次の記述のうち、法令上、誤っているものはどれか。

ただし、常時使用する労働者数が10人以上の規模の事業場の場合とし、管理監督者等とは、「監督又は管理の地位にある者等、労働時間、休憩及び休日に関する規定の適用除外者」をいうものとする。

(1) 時間外・休日労働に関する協定を締結し、これを所轄労働基準監督署長に届け出ている場合であっても、妊産婦が請求した場合には、管理監督者等の場合を除き、時間外・休日労働をさせてはならない。

(2) 1か月単位の変形労働時間制を採用している場合であっても、妊産婦が請求した場合には、管理監督者等の場合を除き、1週40時間、1日8時間を超えて労働させてはならない。

(3) 1年単位の変形労働時間制を採用している場合であっても、妊産婦が請求した場合には、管理監督者等の場合を除き、1週40時間、1日8時間を超えて労働させてはならない。

(4) 妊娠中の女性が請求した場合には、管理監督者等の場合を除き、他の軽易な業務に転換させなければならない。

(5) 生理日の就業が著しく困難な女性が休暇を請求したときは、その者を生理日に就業させてはならない。

問27 週所定労働時間が25時間、週所定労働日数が4日である労働者であって、雇入れの日から起算して3年6か月継続勤務したものに対して、その後1年間に新たに与えなければならない年次有給休暇日数として、法令上、正しいものは次のうちどれか。

ただし、その労働者はその直前の1年間に全労働日の8割以上出勤したものとする。

(1) 8日

(2) 10日

(3) 12日

(4) 14日

(5) 16日

労働衛生（有害業務に係るもの以外のもの）

問28 厚生労働省の「職場における受動喫煙防止のためのガイドライン」において、「喫煙専用室」を設置する場合に満たすべき事項として定められていないものは、次のうちどれか。

(1) 喫煙専用室の出入口において、室外から室内に流入する空気の気流が、0.2m/s以上であること。

(2) 喫煙専用室のたばこの煙が室内から室外に流出しないよう、喫煙専用室は、壁、天井等によって区画されていること。

(3) 喫煙専用室の出入口における室外から室内に流入する空気の気流について、6か月以内ごとに1回、定期に測定すること。

(4) 喫煙専用室のたばこの煙が屋外又は外部の場所に排気されていること。

(5) 喫煙専用室の出入口の見やすい箇所に必要事項を記載した標識を掲示すること。

問29 厚生労働省の「事業者が講ずべき快適な職場環境の形成のための措置に関する指針」において、快適な職場環境の形成のための措置の実施に関し、考慮すべき事項とされていないものは次のうちどれか。

(1) 継続的かつ計画的な取組

(2) 快適な職場環境の基準値の達成

(3) 労働者の意見の反映

(4) 個人差への配慮

(5) 潤いへの配慮

問30 厚生労働省の「職場における腰痛予防対策指針」に基づく腰痛予防対策に関する次の記述のうち、正しいものはどれか。

(1) 腰部保護ベルトは、重量物取扱い作業に従事する労働者全員に使用させるようにする。
(2) 重量物取扱い作業の場合、満18歳以上の男性労働者が人力のみにより取り扱う物の重量は、体重のおおむね50%以下となるようにする。
(3) 重量物取扱い作業の場合、満18歳以上の女性労働者が人力のみにより取り扱う物の重量は、男性が取り扱うことのできる重量の60%位までとする。
(4) 重量物取扱い作業に常時従事する労働者に対しては、当該作業に配置する際及びその後1年以内ごとに1回、定期に、医師による腰痛の健康診断を行う。
(5) 立ち作業の場合は、身体を安定に保持するため、床面は弾力性のない硬い素材とし、クッション性のない作業靴を使用する。

問31 虚血性心疾患に関する次の記述のうち、誤っているものはどれか。

(1) 虚血性心疾患は、門脈による心筋への血液の供給が不足したり途絶えることにより起こる心筋障害である。
(2) 虚血性心疾患発症の危険因子には、高血圧、喫煙、脂質異常症などがある。
(3) 虚血性心疾患は、心筋の一部分に可逆的な虚血が起こる狭心症と、不可逆的な心筋壊死が起こる心筋梗塞とに大別される。
(4) 心筋梗塞では、突然激しい胸痛が起こり、「締め付けられるように痛い」、「胸が苦しい」などの症状が長時間続き、1時間以上になることもある。
(5) 狭心症の痛みの場所は、心筋梗塞とほぼ同じであるが、その発作が続く時間は、通常数分程度で、長くても15分以内におさまることが多い。

問32 メタボリックシンドロームの診断基準に関する次の文中の□□□□内に入れるAからCの語句の組合せとして、正しいものは（1）〜（5）のうちどれか。

　「日本では、内臓脂肪の蓄積があり、かつ、血中脂質（中性脂肪、HDLコレステロール）、　A　、　B　の三つのうち　C　が基準値から外れている場合にメタボリックシンドロームと診断される。」

	A	B	C
(1)	血圧	空腹時血糖	いずれか一つ
(2)	血圧	空腹時血糖	二つ以上
(3)	γ-GTP	空腹時血糖	二つ以上
(4)	γ-GTP	尿蛋白	いずれか一つ
(5)	γ-GT	尿蛋白	二つ以上

問33 労働衛生管理に用いられる統計に関する次の記述のうち、誤っているものはどれか。

（1）ある事象と健康事象との間に、統計上、一方が多いと他方も多いというような相関関係が認められたとしても、それらの間に因果関係があるとは限らない。

（2）集団を比較する場合、調査の対象とした項目のデータの平均値が等しくても分散が異なっていれば、異なった特徴をもつ集団であると評価される。

（3）健康管理統計において、ある時点での検査における有所見者の割合を有所見率といい、一定期間において有所見とされた人の割合を発生率という。

（4）生体から得られたある指標が正規分布である場合、そのばらつきの程度は、平均値や最頻値によって表される。

（5）静態データとは、ある時点の集団に関するデータであり、動態データとは、ある期間の集団に関するデータである。

問34 食中毒に関する次の記述のうち、誤っているものはどれか。

(1) 毒素型食中毒は、食物に付着した細菌により産生された毒素によって起こる食中毒で、ボツリヌス菌によるものがある。

(2) 感染型食中毒は、食物に付着した細菌そのものの感染によって起こる食中毒で、サルモネラ菌によるものがある。

(3) O-157は、ベロ毒素を産生する大腸菌で、腹痛や出血を伴う水様性の下痢などを起こす。

(4) ノロウイルスによる食中毒は、冬季に集団食中毒として発生することが多く、潜伏期間は、1～2日間である。

(5) 腸炎ビブリオ菌は、熱に強い。

労働生理

問35 呼吸に関する次の記述のうち、正しいものはどれか。

(1) 呼吸は、胸膜が運動することで胸腔内の圧力を変化させ、肺を受動的に伸縮させることにより行われる。

(2) 肺胞内の空気と肺胞を取り巻く毛細血管中の血液との間で行われるガス交換は、内呼吸である。

(3) 成人の呼吸数は、通常、1分間に16～20回であるが、食事、入浴、発熱などによって増加する。

(4) チェーンストークス呼吸とは、肺機能の低下により呼吸数が増加した状態をいい、喫煙が原因となることが多い。

(5) 身体活動時には、血液中の窒素分圧の上昇により呼吸中枢が刺激され、1回換気量及び呼吸数が増加する。

問36 心臓及び血液循環に関する次の記述のうち、誤っているものはどれか。

(1) 心臓は、自律神経の中枢で発生した刺激が刺激伝導系を介して心筋に伝わることにより、規則正しく収縮と拡張を繰り返す。

(2) 肺循環により左心房に戻ってきた血液は、左心室を経て大動脈に入る。

(3) 大動脈を流れる血液は動脈血であるが、肺動脈を流れる血液は静脈血である。

(4) 心臓の拍動による動脈圧の変動を末梢の動脈で触知したものを脈拍といい、一般に、手首の橈骨動脈で触知する。

(5) 心筋は不随意筋であるが、骨格筋と同様に横紋筋に分類される。

問37 体温調節に関する次の記述のうち、正しいものはどれか。

(1) 体温調節中枢は、脳幹の延髄にある。

(2) 暑熱な環境においては、内臓の血流量が増加し体内の代謝活動が亢進することにより、人体からの熱の放散が促進される。

(3) 体温調節のように、外部環境が変化しても身体内部の状態を一定に保つ生体の仕組みを同調性といい、筋肉と神経系により調整されている。

(4) 計算上、体重70kgの人の体表面から10gの汗が蒸発すると、体温が約1℃下がる。

(5) 発汗のほかに、皮膚及び呼気から水分を蒸発させている現象を不感蒸泄という。

問38 ヒトのホルモン、その内分泌器官及びそのはたらきの組合せとして、誤っているものは次のうちどれか。

	ホルモン	内分泌器官	はたらき
（1）	ガストリン	胃	胃酸分泌刺激
（2）	アルドステロン	副腎皮質	体液中の塩類バランスの調節
（3）	パラソルモン	副甲状腺	血中のカルシウム量の調節
（4）	コルチゾール	膵臓（すい）	血糖量の増加
（5）	副腎皮質刺激ホルモン	下垂体	副腎皮質の活性化

問39 腎臓又は尿に関する次の記述のうち、正しいものはどれか。

（1）血中の老廃物は、尿細管からボウマン囊（のう）に濾し出される。

（2）血中の蛋白質（たん）は、糸球体からボウマン囊（のう）に濾し出される。

（3）血中のグルコースは、糸球体からボウマン囊（のう）に濾し出される。

（4）原尿中に濾し出された電解質の多くは、ボウマン囊（のう）から血中に再吸収される。

（5）原尿中に濾し出された水分の大部分は、そのまま尿として排出される。

問40 耳とその機能に関する次の記述のうち、誤っているものはどれか。

（1）耳は、聴覚と平衡感覚をつかさどる器官で、外耳、中耳及び内耳の三つの部位に分けられる。

（2）耳介で集められた音は、鼓膜を振動させ、その振動は耳小骨によって増幅され、内耳に伝えられる。

（3）内耳は、前庭、半規管及び蝸牛（うずまき管）の三つの部位からなり、前庭と半規管が平衡感覚、蝸牛が聴覚をそれぞれ分担している。

（4）半規管は、体の傾きの方向や大きさを感じ、前庭は、体の回転の方向や速度を感じる。

（5）鼓室は、耳管によって咽頭に通じており、その内圧は外気圧と等しく保たれている。

神経系に関する次の記述のうち、誤っているものはどれか。

(1) 神経細胞（ニューロン）は、神経系を構成する基本的な単位で、通常、1個の細胞体、1本の軸索及び複数の樹状突起から成る。
(2) 脊髄では、中心部が灰白質であり、その外側が白質である。
(3) 大脳では、内側の髄質が白質であり、外側の皮質が灰白質である。
(4) 体性神経には感覚器官からの情報を中枢に伝える感覚神経と、中枢からの命令を運動器官に伝える運動神経がある。
(5) 交感神経系は、心拍数を増加し、消化管の運動を亢進する。

血液に関する次の記述のうち、誤っているものはどれか。

(1) 血液は、血漿成分と有形成分から成り、血漿成分は血液容積の約55%を占める。
(2) 血漿中の蛋白質のうち、アルブミンは血液の浸透圧の維持に関与している。
(3) 白血球のうち、好中球には、体内に侵入してきた細菌や異物を貪食する働きがある。
(4) 血小板のうち、リンパ球には、Bリンパ球、Tリンパ球などがあり、これらは免疫反応に関与している。
(5) 血液の凝固は、血漿中のフィブリノーゲンがフィブリンに変化し、赤血球などが絡みついて固まる現象である。

肝臓の機能として、誤っているものは次のうちどれか。

(1) コレステロールを合成する。

(2) 尿素を合成する。

(3) ビリルビンを分解する。

(4) 胆汁を生成する。

(5) 血液凝固物質や血液凝固阻止物質を合成する。

問44 脂肪の分解・吸収及び脂質の代謝に関する次の記述のうち、誤っているものはどれか。

(1) 胆汁は、アルカリ性で、消化酵素は含まないが、食物中の脂肪を乳化させ、脂肪分解の働きを助ける。

(2) 脂肪は、膵臓から分泌される消化酵素である膵アミラーゼにより脂肪酸とグリセリンに分解され、小腸の絨毛から吸収される。

(3) 肝臓は、過剰な蛋白質及び糖質を中性脂肪に変換する。

(4) コレステロールやリン脂質は、神経組織の構成成分となる。

(5) 脂質は、糖質や蛋白質に比べて多くのATPを産生することができるので、エネルギー源として優れている。

MEMO

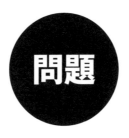

問題

令和4年4月
過去問題
（公表本試験問題）

関係法令（有害業務に係るもの）　………………………………　問1～問10

労働衛生（有害業務に係るもの）　………………………………　問11～問20

関係法令（有害業務に係るもの以外のもの）　…………　問21～問27

労働衛生（有害業務に係るもの以外のもの）　…………　問28～問34

労働生理　…………………………………………………………………　問35～問44

解答はこちら

解答・解説……別冊P.105

解答一覧………………P.200

問1 衛生管理者及び産業医の選任に関する次の記述のうち、法令上、誤っているものはどれか。

ただし、衛生管理者及び産業医の選任の特例はないものとする。

(1) 常時60人の労働者を使用する医療業の事業場では、第一種衛生管理者免許若しくは衛生工学衛生管理者免許を有する者、医師、歯科医師又は労働衛生コンサルタントのうちから衛生管理者を選任することができる。

(2) 2人以上の衛生管理者を選任すべき事業場では、そのうち1人については、その事業場に専属でない労働衛生コンサルタントのうちから選任することができる。

(3) 深夜業を含む業務に常時550人の労働者を従事させる事業場では、その事業場に専属の産業医を選任しなければならない。

(4) 常時600人の労働者を使用し、そのうち多量の低温物体を取り扱う業務に常時35人の労働者を従事させる事業場では、選任する衛生管理者のうち少なくとも1人を衛生工学衛生管理者免許を受けた者のうちから選任しなければならない。

(5) 常時3,300人の労働者を使用する事業場では、2人以上の産業医を選任しなければならない。

問2 次のAからDの作業について、法令上、作業主任者の選任が義務付けられているものの組合せは(1)～(5)のうちどれか。

A 乾性油を入れてあるタンクの内部における作業

B セメント製造工程においてセメントを袋詰めする作業

C 溶融した鉛を用いて行う金属の焼入れの業務に係る作業

D 圧気工法により、大気圧を超える気圧下の作業室の内部において行う作業

(1) A，B

(2) A，C

(3) A，D

(4) B，C

(5) C，D

 厚生労働大臣が定める規格を具備しなければ、譲渡し、貸与し、又は設置してはならない機械等に該当するものは、次のうちどれか。

(1) 酸性ガス用防毒マスク

(2) 防振手袋

(3) 化学防護服

(4) 放射線装置室

(5) 排気量40cm³以上の内燃機関を内蔵するチェーンソー

 次の特定化学物質を製造しようとするとき、労働安全衛生法に基づく厚生労働大臣の許可を必要としないものはどれか。

(1) インジウム化合物

(2) ベンゾトリクロリド

(3) ジアニシジン及びその塩

(4) ベリリウム及びその化合物

(5) アルファ-ナフチルアミン及びその塩

問5 石綿障害予防規則に基づく措置に関する次の記述のうち、誤っているものはどれか。

(1) 石綿等を取り扱う屋内作業場については、6か月以内ごとに1回、定期に、空気中の石綿の濃度を測定するとともに、測定結果等を記録し、これを40年間保存しなければならない。

(2) 石綿等の粉じんが発散する屋内作業場に設けられた局所排気装置については、原則として、1年以内ごとに1回、定期に、自主検査を行うとともに、検査の結果等を記録し、これを3年間保存しなければならない。

(3) 石綿等の取扱いに伴い石綿の粉じんを発散する場所における業務に常時従事する労働者に対し、雇入れ又は当該業務への配置替えの際及びその後6か月以内ごとに1回、定期に、特別の項目について医師による健康診断を行い、その結果に基づき、石綿健康診断個人票を作成し、これを当該労働者が当該事業場において常時当該業務に従事しないこととなった日から40年間保存しなければならない。

(4) 石綿等の取扱いに伴い石綿の粉じんを発散する場所において、常時石綿等を取り扱う作業に従事する労働者については、1か月を超えない期間ごとに、作業の概要、従事した期間等を記録し、これを当該労働者が当該事業場において常時当該作業に従事しないこととなった日から40年間保存するものとする。

(5) 石綿等を取り扱う事業者が事業を廃止しようとするときは、石綿関係記録等報告書に、石綿等に係る作業の記録及び局所排気装置、除じん装置等の定期自主検査の記録を添えて所轄労働基準監督署長に提出しなければならない。

問6 有機溶剤等を取り扱う場合の措置について、有機溶剤中毒予防規則に違反しているものは次のうちどれか。

ただし、同規則に定める適用除外及び設備の特例はないものとする。

(1) 屋内作業場で、第二種有機溶剤等が付着している物の乾燥の業務に労働者を従事させるとき、その作業場所の空気清浄装置を設けていない局所排気装置の排気口で、厚生労働大臣が定める濃度以上の有機溶剤を排出するものの高さを、屋根から2mとしている。

(2) 第三種有機溶剤等を用いて払しょくの業務を行う屋内作業場について、定期に、当該有機溶剤の濃度を測定していない。

(3) 屋内作業場で、第二種有機溶剤等が付着している物の乾燥の業務に労働者を従事させるとき、その作業場所に最大0.4m/sの制御風速を出し得る能力を有する側方吸引型外付け式フードの局所排気装置を設け、かつ、作業に従事する労働者に有機ガス用防毒マスクを使用させている。

(4) 屋内作業場で、第二種有機溶剤等を用いる試験の業務に労働者を従事させるとき、有機溶剤作業主任者を選任していない。

(5) 有機溶剤等を入れてあった空容器で有機溶剤の蒸気が発散するおそれのあるものを、屋外の一定の場所に集積している。

問7 労働安全衛生規則の衛生基準について、誤っているものは次のうちどれか。

(1) 坑内における気温は、原則として、37℃以下にしなければならない。

(2) 屋内作業場に多量の熱を放散する溶融炉があるときは、加熱された空気を直接屋外に排出し、又はその放射するふく射熱から労働者を保護する措置を講じなければならない。

(3) 炭酸ガス（二酸化炭素）濃度が0.15%を超える場所には、関係者以外の者が立ち入ることを禁止し、かつ、その旨を見やすい箇所に表示しなければならない。

(4) 著しく暑熱又は多湿の作業場においては、坑内等特殊な作業場でやむを得ない事由がある場合を除き、休憩の設備を作業場外に設けなければならない。

(5) 廃棄物の焼却施設において焼却灰を取り扱う業務（設備の解体等に伴うものを除く。）を行う作業場については、6か月以内ごとに1回、定期に、当該作業場における空気中のダイオキシン類の濃度を測定しなければならない。

問8 電離放射線障害防止規則に基づく管理区域に関する次の文中の □□□□内に入れるAからCの語句又は数値の組合せとして、正しいものは（1）～（5）のうちどれか。

① 管理区域とは、外部放射線による実効線量と空気中の放射性物質による実効線量との合計が □ A □ 間につき □ B □ を超えるおそれのある区域又は放射性物質の表面密度が法令に定める表面汚染に関する限度の10分の1を超えるおそれのある区域をいう。

② ①の外部放射線による実効線量の算定は、□ C □ 線量当量によって行う。

	A	B	C
(1)	1か月	1.3mSv	$70\mu m$
(2)	1か月	5mSv	1cm
(3)	3か月	1.3mSv	$70\mu m$
(4)	3か月	1.3mSv	1cm
(5)	3か月	5mSv	$70\mu m$

問9 有害業務とそれに常時従事する労働者に対して特別の項目について行う健康診断の項目の一部との組合せとして、法令上、正しいものは次のうちどれか。

(1) 有機溶剤業務 ………………… 尿中のデルタアミノレブリン酸の量の検査
(2) 放射線業務 …………………… 尿中の潜血の有無の検査
(3) 鉛業務 ………………………… 尿中のマンデル酸の量の検査
(4) 石綿等を取り扱う業務 ……… 尿中又は血液中の石綿の量の検査
(5) 潜水業務 ……………………… 四肢の運動機能の検査

問10 労働基準法に基づき、満18歳に満たない者を就かせてはならない業務に該当しないものは次のうちどれか。

(1) 病原体によって著しく汚染のおそれのある業務
(2) 超音波にさらされる業務
(3) 多量の高熱物体を取り扱う業務
(4) 著しく寒冷な場所における業務
(5) 強烈な騒音を発する場所における業務

問11 化学物質等による疾病のリスクの低減措置を検討する場合、次のアからエの対策について、優先度の高い順に並べたものは（1）〜（5）のうちどれか。

　　ア 化学反応のプロセス等の運転条件の変更
　　イ 作業手順の改善
　　ウ 化学物質等に係る機械設備等の密閉化
　　エ 化学物質等の有害性に応じた有効な保護具の使用

（1）ア － ウ － イ － エ
（2）ア － エ － ウ － イ
（3）イ － ア － ウ － エ
（4）ウ － ア － イ － エ
（5）ウ － ア － エ － イ

問12 厚生労働省の「作業環境測定基準」及び「作業環境評価基準」に基づく作業環境測定及びその結果の評価に関する次の記述のうち、正しいものはどれか。

（1）A測定における測定点の高さの範囲は、床上100cm以上150cm以下である。
（2）許容濃度は、有害物質に関する作業環境の状態を単位作業場所の作業環境測定結果から評価するための指標として設定されたものである。
（3）A測定の第二評価値とは、単位作業場所における気中有害物質の算術平均濃度の推定値である。
（4）A測定の第二評価値及びB測定の測定値がいずれも管理濃度に満たない単位作業場所は、第一管理区分になる。
（5）A測定においては、得られた測定値の算術平均値及び算術標準偏差を、また、B測定においてはその測定値そのものを評価に用いる。

問13 一酸化炭素に関する次の記述のうち、誤っているものはどれか。

(1) 一酸化炭素は、無色・無臭の気体であるため、吸入しても気が付かないことが多い。

(2) 一酸化炭素は、エンジンの排気ガス、たばこの煙などに含まれる。

(3) 一酸化炭素中毒は、血液中のグロブリンと一酸化炭素が強く結合し、体内の各組織が酸素欠乏状態を起こすことにより発生する。

(4) 一酸化炭素は、炭素を含有する物が不完全燃焼した際に発生する。

(5) 一酸化炭素中毒の後遺症として、健忘やパーキンソン症状がみられることがある。

問14 有機溶剤に関する次の記述のうち、正しいものはどれか。

(1) 有機溶剤の多くは、揮発性が高く、その蒸気は空気より軽い。

(2) 有機溶剤は、全て脂溶性を有するが、脳などの神経系には入りにくい。

(3) メタノールによる障害として顕著なものには、網膜の微細動脈瘤を伴う脳血管障害がある。

(4) テトラクロロエチレンのばく露の生物学的モニタリングの指標としての尿中代謝物には、トリクロロ酢酸がある。

(5) 二硫化炭素による中毒では、メトヘモグロビン形成によるチアノーゼがみられる。

問15 粉じん（ヒュームを含む。）による健康障害に関する次の記述のうち、誤っているものはどれか。

(1) じん肺は、粉じんを吸入することによって肺に生じた線維増殖性変化を主体とする疾病である。
(2) 鉱物性粉じんに含まれる遊離けい酸（SiO_2）は、石灰化を伴う胸膜肥厚や胸膜中皮腫を生じさせるという特徴がある。
(3) じん肺は、肺結核のほか、続発性気管支炎、続発性気胸、原発性肺がんなどを合併することがある。
(4) 溶接工肺は、溶接の際に発生する酸化鉄ヒュームのばく露によって発症するじん肺である。
(5) アルミニウムやその化合物によるじん肺は、アルミニウム肺と呼ばれている。

問16 作業環境における有害要因による健康障害に関する次の記述のうち、正しいものはどれか。

(1) 全身振動障害では、レイノー現象などの末梢循環障害や手指のしびれ感などの末梢神経障害がみられ、局所振動障害では、関節痛などの筋骨格系障害がみられる。
(2) 減圧症は、潜函作業者、潜水作業者などに発症するもので、高圧下作業からの減圧に伴い、血液中や組織中に溶け込んでいた窒素の気泡化が関与して発生し、皮膚のかゆみ、関節痛、神経の麻痺などの症状がみられる。
(3) 凍瘡は、皮膚組織の凍結壊死を伴うしもやけのことで、0℃以下の寒冷にばく露することによって発生する。
(4) 電離放射線による中枢神経系障害は、確率的影響に分類され、被ばく線量がしきい値を超えると発生率及び重症度が線量の増加に応じて増加する。
(5) 金属熱は、金属の溶融作業において、高温環境により体温調節中枢が麻痺することにより発生し、長期間にわたる発熱、関節痛などの症状がみられる。

問17 労働衛生対策を進めていくに当たっては、作業環境管理、作業管理及び健康管理が必要であるが、次のAからEの対策例について、作業環境管理に該当するものの組合せは(1)〜(5)のうちどれか。

A 粉じん作業を行う場所に設置した局所排気装置のフード付近の気流の風速を測定する。

B アーク溶接作業を行う労働者に防じんマスクなどの保護具を使用させることによって、有害物質に対するばく露量を低減する。

C 鉛健康診断の結果、鉛業務に従事することが健康の保持のために適当でないと医師が認めた者を配置転換する。

D 放射線業務において、管理区域を設定し、必要のある者以外の者を立入禁止とする。

E 有機溶剤を使用する塗装方法を、有害性の低い水性塗料の塗装に変更する。

(1) A, D
(2) A, E
(3) B, C
(4) B, D
(5) C, E

問18 局所排気装置に関する次の記述のうち、正しいものはどれか。

(1) ダクトの形状には円形、角形などがあり、その断面積を大きくするほど、ダクトの圧力損失が増大する。

(2) フード開口部の周囲にフランジがあると、フランジがないときに比べ、気流の整流作用が増すため、大きな排風量が必要となる。

(3) スロット型フードは、発生源からの飛散速度を利用して捕捉するもので、レ

シーバ式フードに分類される。

(4) キャノピ型フードは、発生源からの熱による上昇気流を利用して捕捉するもので、レシーバ式フードに分類される。

(5) 空気清浄装置を付設する局所排気装置を設置する場合、排風機は、一般に、フードに接続した吸引ダクトと空気清浄装置の間に設ける。

問19 呼吸用保護具に関する次の記述のうち、正しいものはどれか。

(1) 防毒マスクの吸収缶の色は、一酸化炭素用は黒色で、硫化水素用は黄色である。

(2) 防じん機能を有する防毒マスクには、吸収缶のろ過材がある部分に白線が入れてある。

(3) 型式検定合格標章のある防じんマスクでも、ヒュームのような微細な粒子に対しては効果がない。

(4) 防じんマスクの手入れの際、ろ過材に付着した粉じんは圧搾空気などで吹き飛ばして除去する。

(5) 直結式防毒マスクは、隔離式防毒マスクよりも有害ガスの濃度が高い大気中で使用することができる。

特殊健康診断に関する次の記述のうち、正しいものはどれか。

(1) 有害物質による健康障害は、多くの場合、諸検査の異常などの他覚的所見より、自覚症状が先に出現するため、特殊健康診断では問診の重要性が高い。

(2) 特殊健康診断における生物学的モニタリングによる検査は、有害物の体内摂取量や有害物による健康影響の程度を把握するための検査である。

(3) 体内に取り込まれた鉛の生物学的半減期は、数時間と短いので、鉛健康診断における採尿及び採血の時期は、厳重にチェックする必要がある。

(4) 振動工具の取扱い業務に係る健康診断において、振動障害の有無を評価するためには、夏季における実施が適している。

(5) 情報機器作業に係る健康診断では、眼科学的検査などとともに、上肢及び下肢の運動機能の検査を行う。

問21 衛生委員会に関する次の記述のうち、法令上、正しいものはどれか。

(1) 衛生委員会の議長は、衛生管理者である委員のうちから、事業者が指名しなければならない。

(2) 衛生委員会の議長を除く委員の半数は、事業場に労働者の過半数で組織する労働組合があるときにおいてはその労働組合、労働者の過半数で組織する労働組合がないときにおいては労働者の過半数を代表する者が指名しなければならない。

(3) 衛生管理者として選任しているが事業場に専属でない労働衛生コンサルタントを、衛生委員会の委員として指名することはできない。

(4) 衛生委員会の付議事項には、労働者の精神的健康の保持増進を図るための対策の樹立に関することが含まれる。

(5) 衛生委員会は、毎月1回以上開催するようにし、議事で重要なものに係る記録を作成して、これを5年間保存しなければならない。

問22 総括安全衛生管理者又は産業医に関する次の記述のうち、法令上、誤っているものはどれか。
　　　　ただし、産業医の選任の特例はないものとする。

(1) 総括安全衛生管理者は、事業場においてその事業の実施を統括管理する者をもって充てなければならない。

(2) 都道府県労働局長は、労働災害を防止するため必要があると認めるときは、総括安全衛生管理者の業務の執行について事業者に勧告することができる。

(3) 総括安全衛生管理者が旅行、疾病、事故その他やむを得ない事由によって職務を行うことができないときは、代理者を選任しなければならない。

(4) 産業医は、衛生委員会を開催した都度作成する議事概要を、毎月1回以上、事

業者から提供されている場合には、作業場等の巡視の頻度を、毎月1回以上から2か月に1回以上にすることができる。

(5) 事業者は、産業医から労働者の健康管理等について勧告を受けたときは、当該勧告の内容及び当該勧告を踏まえて講じた措置の内容（措置を講じない場合にあっては、その旨及びその理由）を記録し、これを3年間保存しなければならない。

問23 労働安全衛生規則に基づく医師による雇入時の健康診断に関する次の記述のうち、誤っているものはどれか。

(1) 医師による健康診断を受けた後3か月を経過しない者を雇い入れる場合、その健康診断の結果を証明する書面の提出があったときは、その健康診断の項目に相当する雇入時の健康診断の項目は省略することができる。

(2) 雇入時の健康診断では、40歳未満の者について医師が必要でないと認めるときは、貧血検査、肝機能検査等一定の検査項目を省略することができる。

(3) 事業場において実施した雇入時の健康診断の項目に異常の所見があると診断された労働者については、その結果に基づき、健康を保持するために必要な措置について、健康診断が行われた日から3か月以内に、医師の意見を聴かなければならない。

(4) 雇入時の健康診断の結果に基づき、健康診断個人票を作成して、これを5年間保存しなければならない。

(5) 常時50人以上の労働者を使用する事業場であっても、雇入時の健康診断の結果については、所轄労働基準監督署長に報告する必要はない。

問24 事業場の建築物、施設等に関する措置について、労働安全衛生規則の衛生基準に違反していないものは次のうちどれか。

(1) 日常行う清掃のほか、1年以内ごとに1回、定期に、統一的に大掃除を行っている。

(2) 男性25人、女性25人の労働者を常時使用している事業場で、労働者が臥床することのできる休養室又は休養所を男性用と女性用に区別して設けていない。

(3) 60人の労働者を常時就業させている屋内作業場の気積が、設備の占める容積及び床面から4mを超える高さにある空間を除き、500m³となっている。

(4) 事業場に附属する食堂の床面積を、食事の際の1人について、0.8m²としている。

(5) 労働衛生上の有害業務を有しない事業場において、窓その他の開口部の直接外気に向かって開放することができる部分の面積が、常時床面積の15分の1である屋内作業場に、換気設備を設けていない。

問25 労働安全衛生法に基づく労働者の心理的な負担の程度を把握するための検査（以下「ストレスチェック」という。）及びその結果等に応じて実施される医師による面接指導に関する次の記述のうち、法令上、正しいものはどれか。

(1) 常時50人以上の労働者を使用する事業場においては、6か月以内ごとに1回、定期に、ストレスチェックを行わなければならない。

(2) 事業者は、ストレスチェックの結果が、衛生管理者及びストレスチェックを受けた労働者に通知されるようにしなければならない。

(3) 労働者に対して行うストレスチェックの事項は、「職場における当該労働者の心理的な負担の原因」、「当該労働者の心理的な負担による心身の自覚症状」及び「職場における他の労働者による当該労働者への支援」に関する項目である。

(4) 事業者は、ストレスチェックの結果、心理的な負担の程度が高い労働者全員に対し、医師による面接指導を行わなければならない。

(5) 事業者は、医師による面接指導の結果に基づき、当該面接指導の結果の記録を作成して、これを3年間保存しなければならない。

問26 週所定労働時間が25時間、週所定労働日数が4日である労働者であって、雇入れの日から起算して3年6か月継続勤務したものに対して、その後1年間に新たに与えなければならない年次有給休暇日数として、法令上、正しいものは次のうちどれか。

　ただし、その労働者はその直前の1年間に全労働日の8割以上出勤したものとする。

(1) 8日
(2) 10日
(3) 12日
(4) 14日
(5) 16日

問27 労働基準法に定める妊産婦等に関する次の記述のうち、法令上、誤っているものはどれか。

ただし、常時使用する労働者数が10人以上の規模の事業場の場合とし、管理監督者等とは、「監督又は管理の地位にある者等、労働時間、休憩及び休日に関する規定の適用除外者」をいうものとする。

(1) 妊産婦とは、妊娠中の女性及び産後1年を経過しない女性をいう。

(2) 妊娠中の女性が請求した場合においては、他の軽易な業務に転換させなければならない。

(3) 1年単位の変形労働時間制を採用している場合であっても、妊産婦が請求した場合には、管理監督者等の場合を除き、1週40時間、1日8時間を超えて労働させてはならない。

(4) フレックスタイム制を採用している場合であっても、妊産婦が請求した場合には、管理監督者等の場合を除き、1週40時間、1日8時間を超えて労働させてはならない。

(5) 生理日の就業が著しく困難な女性が休暇を請求したときは、その者を生理日に就業させてはならない。

問28 厚生労働省の「職場における受動喫煙防止のためのガイドライン」において、「喫煙専用室」を設置する場合に満たすべき事項として定められていないものは、次のうちどれか。

(1) 喫煙専用室の出入口において、室外から室内に流入する空気の気流が、0.2m/s以上であること。

(2) 喫煙専用室の出入口における室外から室内に流入する空気の気流について、6か月以内ごとに1回、定期に測定すること。

(3) 喫煙専用室のたばこの煙が室内から室外に流出しないよう、喫煙専用室は、壁、天井等によって区画されていること。

(4) 喫煙専用室のたばこの煙が屋外又は外部の場所に排気されていること。

(5) 喫煙専用室の出入口の見やすい箇所に必要事項を記載した標識を掲示すること。

問29 労働衛生管理に用いられる統計に関する次の記述のうち、誤っているものはどれか。

(1) 健康診断において、対象人数、受診者数などのデータを計数データといい、身長、体重などのデータを計量データという。

(2) 生体から得られたある指標が正規分布である場合、そのばらつきの程度は、平均値や最頻値によって表される。

(3) 集団を比較する場合、調査の対象とした項目のデータの平均値が等しくても分散が異なっていれば、異なった特徴をもつ集団であると評価される。

(4) ある事象と健康事象との間に、統計上、一方が多いと他方も多いというような相関関係が認められたとしても、それらの間に因果関係があるとは限らない。

(5) 静態データとは、ある時点の集団に関するデータであり、動態データとは、ある期間の集団に関するデータである。

問30 厚生労働省の「職場における腰痛予防対策指針」に基づく腰痛予防対策に関する次の記述のうち、正しいものはどれか。

(1) 作業動作、作業姿勢についての作業標準の策定は、その作業に従事する全ての労働者に一律な作業をさせることになり、個々の労働者の腰痛の発生要因の排除又は低減ができないため、腰痛の予防対策としては適切ではない。

(2) 重量物取扱い作業の場合、満18歳以上の男性労働者が人力のみにより取り扱う物の重量は、体重のおおむね50％以下となるようにする。

(3) 重量物取扱い作業の場合、満18歳以上の女性労働者が人力のみにより取り扱う物の重量は、男性が取り扱うことのできる重量の60％位までとする。

(4) 重量物取扱い作業に常時従事する労働者に対しては、当該作業に配置する際及びその後1年以内ごとに1回、定期に、医師による腰痛の健康診断を行う。

(5) 腰部保護ベルトは、重量物取扱い作業に従事する労働者全員に使用させるようにする。

問31 厚生労働省の「労働安全衛生マネジメントシステムに関する指針」に関する次の記述のうち、誤っているものはどれか。

(1) この指針は、労働安全衛生法の規定に基づき機械、設備、化学物質等による危険又は健康障害を防止するため事業者が講ずべき具体的な措置を定めるものではない。

(2) このシステムは、生産管理等事業実施に係る管理と一体となって運用されるものである。

(3) このシステムでは、事業者は、事業場における安全衛生水準の向上を図るための安全衛生に関する基本的考え方を示すものとして、安全衛生方針を表明し、労働者及び関係請負人その他の関係者に周知させる。

(4) このシステムでは、事業者は、安全衛生方針に基づき設定した安全衛生目標を達成するため、事業場における危険性又は有害性等の調査の結果等に基づき、一定の期間を限り、安全衛生計画を作成する。

(5) 事業者は、このシステムに従って行う措置が適切に実施されているかどうかについて調査及び評価を行うため、外部の機関による監査を受けなければならない。

問32 メタボリックシンドローム診断基準に関する次の文中の＿＿＿内に入れるAからDの語句又は数値の組合せとして、正しいものは(1)～(5)のうちどれか。

　「日本人のメタボリックシンドローム診断基準で、腹部肥満（＿A＿脂肪の蓄積）とされるのは、腹囲が男性では＿B＿cm以上、女性では＿C＿cm以上の場合であり、この基準は、男女とも＿A＿脂肪面積が＿D＿cm² 以上に相当する。」

	A	B	C	D
(1)	内臓	85	90	100
(2)	内臓	85	90	200
(3)	内臓	90	85	100
(4)	皮下	90	85	200
(5)	皮下	100	90	200

問33 食中毒に関する次の記述のうち、正しいものはどれか。

(1) 毒素型食中毒は、食物に付着した細菌により産生された毒素によって起こる食中毒で、サルモネラ菌によるものがある。

(2) 感染型食中毒は、食物に付着した細菌そのものの感染によって起こる食中毒で、黄色ブドウ球菌によるものがある。

(3) O-157は、腸管出血性大腸菌の一種で、加熱不足の食肉などから摂取され、潜伏期間は3～5日である。

(4) ボツリヌス菌は、缶詰や真空パックなど酸素のない密封食品中でも増殖するが、熱には弱く、60℃、10分間程度の加熱で殺菌することができる。

(5) ノロウイルスによる食中毒は、ウイルスに汚染された食品を摂取することにより発症し、夏季に集団食中毒として発生することが多い。

問34 感染症に関する次の記述のうち、誤っているものはどれか。

(1) 人間の抵抗力が低下した場合は、通常、多くの人には影響を及ぼさない病原体が病気を発症させることがあり、これを不顕性感染という。

(2) 感染が成立し、症状が現れるまでの人をキャリアといい、感染したことに気付かずに病原体をばらまく感染源になることがある。

(3) 微生物を含む飛沫の水分が蒸発して、5μm以下の小粒子として長時間空気中に浮遊し、空調などを通じて感染することを空気感染という。

(4) 風しんは、発熱、発疹、リンパ節腫脹を特徴とするウイルス性発疹症で、免疫のない女性が妊娠初期に風しんにかかると、胎児に感染し出生児が先天性風しん症候群（CRS）となる危険性がある。

(5) インフルエンザウイルスにはA型、B型及びC型の三つの型があるが、流行の原因となるのは、主として、A型及びB型である。

問35 呼吸に関する次の記述のうち、誤っているものはどれか。

(1) 呼吸運動は、横隔膜、肋間筋などの呼吸筋が収縮と弛緩をすることにより行われる。

(2) 胸郭内容積が増し、その内圧が低くなるにつれ、鼻腔、気管などの気道を経て肺内へ流れ込む空気が吸気である。

(3) 肺胞内の空気と肺胞を取り巻く毛細血管中の血液との間で行われるガス交換を外呼吸という。

(4) 呼吸数は、通常、1分間に16〜20回で、成人の安静時の1回呼吸量は、約500mLである。

(5) 呼吸のリズムをコントロールしているのは、間脳の視床下部である。

問36 心臓及び血液循環に関する次の記述のうち、誤っているものはどれか。

(1) 大動脈及び肺動脈を流れる血液は、酸素に富む動脈血である。

(2) 体循環では、血液は左心室から大動脈に入り、静脈血となって右心房に戻ってくる。

(3) 心筋は人間の意思によって動かすことができない不随意筋であるが、随意筋である骨格筋と同じ横紋筋に分類される。

(4) 心臓の中にある洞結節（洞房結節）で発生した刺激が、刺激伝導系を介して心筋に伝わることにより、心臓は規則正しく収縮と拡張を繰り返す。

(5) 動脈硬化とは、コレステロールの蓄積などにより、動脈壁が肥厚・硬化して弾力性を失った状態であり、進行すると血管の狭窄や閉塞を招き、臓器への酸素や栄養分の供給が妨げられる。

問37 体温調節に関する次の記述のうち、誤っているものはどれか。

(1) 寒冷な環境においては、皮膚の血管が収縮して血流量が減って、熱の放散が減少する。
(2) 暑熱な環境においては、内臓の血流量が増加し体内の代謝活動が亢進することにより、人体からの熱の放散が促進される。
(3) 体温調節にみられるように、外部環境などが変化しても身体内部の状態を一定に保とうとする性質を恒常性（ホメオスタシス）という。
(4) 計算上、100gの水分が体重70kgの人の体表面から蒸発すると、気化熱が奪われ、体温が約1℃下がる。
(5) 熱の放散は、ふく射（放射）、伝導、蒸発などの物理的な過程で行われ、蒸発には、発汗と不感蒸泄によるものがある。

問38 肝臓の機能として、誤っているものは次のうちどれか。

(1) 血液中の身体に有害な物質を分解する。
(2) ブドウ糖をグリコーゲンに変えて蓄える。
(3) ビリルビンを分解する。
(4) 血液凝固物質を合成する。
(5) 血液凝固阻止物質を合成する。

問39 次のうち、正常値に男女による差がないとされているものはどれか。

(1) 赤血球数
(2) ヘモグロビン濃度
(3) ヘマトクリット値
(4) 白血球数
(5) 基礎代謝量

問40 蛋白質並びにその分解、吸収及び代謝に関する次の記述のうち、誤っているものはどれか。

(1) 蛋白質は、約20種類のアミノ酸が結合してできており、内臓、筋肉、皮膚など人体の臓器等を構成する主成分である。
(2) 蛋白質は、膵臓から分泌される消化酵素である膵リパーゼなどによりアミノ酸に分解され、小腸から吸収される。
(3) 血液循環に入ったアミノ酸は、体内の各組織において蛋白質に再合成される。
(4) 肝臓では、アミノ酸から血漿蛋白質が合成される。
(5) 飢餓時には、肝臓などでアミノ酸などからブドウ糖を生成する糖新生が行われる。

問41 視覚に関する次の記述のうち、誤っているものはどれか。

(1) 眼は、周りの明るさによって瞳孔の大きさが変化して眼に入る光量が調節され、暗い場合には瞳孔が広がる。

(2) 眼軸が短すぎることなどにより、平行光線が網膜の後方で像を結ぶものを遠視という。

(3) 角膜が歪んでいたり、表面に凹凸があるために、眼軸などに異常がなくても、物体の像が網膜上に正しく結ばれないものを乱視という。

(4) 網膜には、明るい所で働き色を感じる錐状体と、暗い所で働き弱い光を感じる杆状体の2種類の視細胞がある。

(5) 明るいところから急に暗いところに入ると、初めは見えにくいが徐々に見えやすくなることを明順応という。

問42 ヒトのホルモン、その内分泌器官及びそのはたらきの組合せとして、誤っているものは次のうちどれか。

	ホルモン	内分泌器官	はたらき
(1)	コルチゾール	副腎皮質	血糖量の増加
(2)	アルドステロン	副腎皮質	体液中の塩類バランスの調節
(3)	メラトニン	副甲状腺	体液中のカルシウムバランスの調節
(4)	インスリン	膵臓	血糖量の減少
(5)	アドレナリン	副腎髄質	血糖量の増加

問43 代謝に関する次の記述のうち、正しいものはどれか。

(1) 代謝において、細胞に取り入れられた体脂肪、グリコーゲンなどが分解されてエネルギーを発生する過程を同化という。

(2) 代謝において、体内に摂取された栄養素が、種々の化学反応によって、細胞を構成する蛋白質などの生体に必要な物質に合成されることを異化という。

(3) 基礎代謝量は、安静時における心臓の拍動、呼吸、体温保持などに必要な代謝量で、睡眠中の測定値で表される。

(4) エネルギー代謝率は、一定時間中に体内で消費された酸素と排出された二酸化炭素の容積比である。

(5) エネルギー代謝率は、動的筋作業の強度を表すことができるが、静的筋作業には適用できない。

問44 腎臓・泌尿器系に関する次の記述のうち、誤っているものはどれか。

(1) 腎臓の皮質にある腎小体では、糸球体から蛋白質以外の血漿成分がボウマン嚢に濾し出され、原尿が生成される。

(2) 腎臓の尿細管では、原尿に含まれる大部分の水分及び身体に必要な成分が血液中に再吸収され、残りが尿として生成される。

(3) 尿は淡黄色の液体で、固有の臭気を有し、通常、弱酸性である。

(4) 尿の生成・排出により、体内の水分の量やナトリウムなどの電解質の濃度を調節するとともに、生命活動によって生じた不要な物質を排出する。

(5) 血液中の尿素窒素(BUN)の値が低くなる場合は、腎臓の機能の低下が考えられる。

MEMO

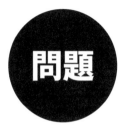

問題

令和3年10月 過去問題 （公表本試験問題）

関係法令（有害業務に係るもの） ………………………… 問1〜問10

労働衛生（有害業務に係るもの） ………………………… 問11〜問20

関係法令（有害業務に係るもの以外のもの） ………… 問21〜問27

労働衛生（有害業務に係るもの以外のもの） ………… 問28〜問34

労働生理 ……………………………………………………… 問35〜問44

解答はこちら

解答・解説 …… 別冊P.129

解答一覧 …………… P.201

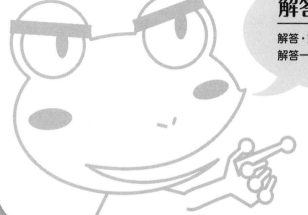

問1 衛生管理者及び産業医の選任に関する次の記述のうち、法令上、定められていないものはどれか。

ただし、衛生管理者及び産業医の選任の特例はないものとする。

(1) 常時500人を超える労働者を使用し、そのうち多量の高熱物体を取り扱う業務に常時30人以上の労働者を従事させる事業場では、選任する衛生管理者のうち少なくとも1人を専任の衛生管理者としなければならない。

(2) 深夜業を含む業務に常時550人の労働者を従事させる事業場では、その事業場に専属の産業医を選任しなければならない。

(3) 常時3,300人の労働者を使用する事業場では、2人以上の産業医を選任しなければならない。

(4) 常時600人の労働者を使用し、そのうち多量の低温物体を取り扱う業務に常時35人の労働者を従事させる事業場では、選任する衛生管理者のうち少なくとも1人を衛生工学衛生管理者免許を受けた者のうちから選任しなければならない。

(5) 2人以上の衛生管理者を選任すべき事業場では、そのうち1人については、その事業場に専属でない労働衛生コンサルタントのうちから選任することができる。

問2 次の装置のうち、法令上、定期自主検査の実施義務が規定されているものはどれか。

(1) 木工用丸のこ盤を使用する屋内の作業場所に設けた局所排気装置

(2) 塩酸を使用する屋内の作業場所に設けた局所排気装置

(3) アーク溶接を行う屋内の作業場所に設けた全体換気装置

(4) フェノールを取り扱う特定化学設備

(5) アンモニアを使用する屋内の作業場所に設けたプッシュプル型換気装置

問3 次のAからDの作業について、法令上、作業主任者の選任が義務付けられているものの組合せは(1)～(5)のうちどれか。

　　A 水深10m以上の場所における潜水の作業
　　B セメント製造工程においてセメントを袋詰めする作業
　　C 製造工程において硫酸を用いて行う洗浄の作業
　　D 石炭を入れてあるホッパーの内部における作業

(1) A, B
(2) A, C
(3) A, D
(4) B, C
(5) C, D

問4 次の特定化学物質を製造しようとするとき、労働安全衛生法に基づく厚生労働大臣の許可を必要としないものはどれか。

(1) ベンゾトリクロリド
(2) ベリリウム
(3) オルト-フタロジニトリル
(4) ジアニシジン
(5) アルファ-ナフチルアミン

次のAからDの機械等について、法令上、厚生労働大臣が定める規格を具備しなければ、譲渡し、貸与し、又は設置してはならないものの組合せは(1)～(5)のうちどれか。

A 放射線測定器

B 防音保護具

C ハロゲンガス用防毒マスク

D 電動ファン付き呼吸用保護具

(1) A, B

(2) A, C

(3) A, D

(4) B, D

(5) C, D

事業者が、法令に基づく次の措置を行ったとき、その結果について所轄労働基準監督署長に報告することが義務付けられているものはどれか。

(1) 雇入時の有機溶剤等健康診断

(2) 定期に行う特定化学物質健康診断

(3) 特定化学設備についての定期自主検査

(4) 高圧室内作業主任者の選任

(5) 鉛業務を行う屋内作業場についての作業環境測定

問7 屋内作業場において、第二種有機溶剤等を使用して常時洗浄作業を行う場合の措置として、有機溶剤中毒予防規則上、正しいものは次のうちどれか。

　　ただし、同規則に定める適用除外及び設備の特例はないものとする。

(1) 作業場所に設ける局所排気装置について、外付け式フードの場合は最大で0.4m/sの制御風速を出し得る能力を有するものにする。
(2) 作業中の労働者が有機溶剤等の区分を容易に知ることができるよう、容器に青色の表示をする。
(3) 有機溶剤作業主任者に、有機溶剤業務を行う屋内作業場について、作業環境測定を実施させる。
(4) 作業場所に設けたプッシュプル型換気装置について、1年を超える期間使用しない場合を除き、1年以内ごとに1回、定期に、自主検査を行う。
(5) 作業に常時従事する労働者に対し、1年以内ごとに1回、定期に、有機溶剤等健康診断を行う。

問8 次の業務のうち、当該業務に労働者を就かせるとき、法令に基づく安全又は衛生のための特別の教育を行わなければならないものに該当しないものはどれか。

(1) 石綿等が使用されている建築物の解体等の作業に係る業務
(2) チェーンソーを用いて行う造材の業務
(3) 特定化学物質のうち第二類物質を取り扱う作業に係る業務
(4) 廃棄物の焼却施設において焼却灰を取り扱う業務
(5) エックス線装置を用いて行う透過写真の撮影の業務

問9 粉じん障害防止規則に基づく措置に関する次の記述のうち、誤っているものはどれか。

ただし、同規則に定める適用除外及び特例はないものとする。

(1) 屋内の特定粉じん発生源については、その区分に応じて密閉する設備、局所排気装置、プッシュプル型換気装置若しくは湿潤な状態に保つための設備の設置又はこれらと同等以上の措置を講じなければならない。

(2) 常時特定粉じん作業を行う屋内作業場については、6か月以内ごとに1回、定期に、空気中の粉じんの濃度の測定を行い、その測定結果等を記録して、これを7年間保存しなければならない。

(3) 特定粉じん発生源に係る局所排気装置に、法令に基づき設ける除じん装置は、粉じんの種類がヒュームである場合には、サイクロンによる除じん方式のものでなければならない。

(4) 特定粉じん作業以外の粉じん作業を行う屋内作業場については、全体換気装置による換気の実施又はこれと同等以上の措置を講じなければならない。

(5) 粉じん作業を行う屋内の作業場所については、毎日1回以上、清掃を行わなければならない。

問10 女性については、労働基準法に基づく危険有害業務の就業制限により次の表の左欄の年齢に応じ右欄の重量以上の重量物を取り扱う業務に就かせてはならないとされているが、同表に入れるAからCの数値の組合せとして、正しいものは(1)～(5)のうちどれか。

年齢	重量 (単位kg)	
	断続作業の場合	継続作業の場合
満16歳未満	A	8
満16歳以上満18歳未満	B	15
満18歳以上	30	C

	A	B	C
(1)	10	20	20
(2)	10	20	25
(3)	10	25	20
(4)	12	20	25
(5)	12	25	20

問11 労働衛生対策を進めるに当たっては、作業管理、作業環境管理及び健康管理が必要であるが、次のAからEの対策例について、作業管理に該当するものの組合せは（1）〜（5）のうちどれか。

A 振動工具の取扱い業務において、その振動工具の周波数補正振動加速度実効値の3軸合成値に応じた振動ばく露時間の制限を行う。

B 有機溶剤業務を行う作業場所に設置した局所排気装置のフード付近の吸い込み気流の風速を測定する。

C 強烈な騒音を発する場所における作業において、その作業の性質や騒音の性状に応じた耳栓や耳覆いを使用させる。

D 有害な化学物質を取り扱う設備を密閉化する。

E 鉛健康診断の結果、鉛業務に従事することが健康の保持のために適当でないと医師が認めた者を配置転換する。

(1) A, B
(2) A, C
(3) B, C
(4) C, D
(5) D, E

問12 次の化学物質のうち、常温・常圧（25℃、1気圧）の空気中で蒸気として存在するものはどれか。

　　ただし、蒸気とは、常温・常圧で液体又は固体の物質が蒸気圧に応じて揮発又は昇華して気体となっているものをいうものとする。

(1) 塩化ビニル

(2) ホルムアルデヒド

(3) 二硫化炭素

(4) 二酸化硫黄

(5) アンモニア

問13 作業環境における有害要因による健康障害に関する次の記述のうち、正しいものはどれか。

(1) 電離放射線による中枢神経系障害は、確率的影響に分類され、被ばく線量がしきい値を超えると発生率及び重症度が線量の増加に応じて増加する。

(2) 金属熱は、鉄、アルミニウムなどの金属を溶融する作業などに長時間従事した際に、高温により体温調節機能が障害を受けたことにより発生する。

(3) 潜水業務における減圧症は、浮上による減圧に伴い、血液中に溶け込んでいた酸素が気泡となり、血管を閉塞したり組織を圧迫することにより発生する。

(4) 振動障害は、チェーンソーなどの振動工具によって生じる障害で、手のしびれなどの末梢神経障害やレイノー現象などの末梢循環障害がみられる。

(5) 凍瘡は、皮膚組織の凍結壊死を伴うしもやけのことで、0℃以下の寒冷にばく露することによって発生する。

問14 金属による健康障害に関する次の記述のうち、誤っているものはどれか。

(1) カドミウム中毒では、上気道炎、肺炎、腎機能障害などがみられる。

(2) 鉛中毒では、貧血、末梢神経障害、腹部の疝痛などがみられる。

(3) マンガン中毒では、筋のこわばり、震え、歩行困難などのパーキンソン病に似た症状がみられる。

(4) ベリリウム中毒では、溶血性貧血、尿の赤色化などの症状がみられる。

(5) 金属水銀中毒では、感情不安定、幻覚などの精神障害や手指の震えなどの症状・障害がみられる。

問15 厚生労働省の「化学物質等による危険性又は有害性等の調査等に関する指針」において示されている化学物質等による疾病に係るリスクを見積もる方法として、適切でないものは次のうちどれか。

(1) 発生可能性及び重篤度を相対的に尺度化し、それらを縦軸と横軸として、あらかじめ発生可能性及び重篤度に応じてリスクが割り付けられた表を使用する方法

(2) 取り扱う化学物質等の年間の取扱量及び作業時間を一定の尺度によりそれぞれ数値化し、それらを加算又は乗算等する方法

(3) 発生可能性及び重篤度を段階的に分岐していく方法

(4) ILOの化学物質リスク簡易評価法（コントロール・バンディング）を用いる方法

(5) 対象の化学物質等への労働者のばく露の程度及び当該化学物質等による有害性を相対的に尺度化し、それらを縦軸と横軸とし、あらかじめばく露の程度及び有害性の程度に応じてリスクが割り付けられた表を使用する方法

問16 作業環境における騒音及びそれによる健康障害に関する次の記述のうち、誤っているものはどれか。

(1) 音圧レベルは、その音圧と、通常、人間が聴くことができる最も小さな音圧（20μPa）との比の常用対数を20倍して求められ、その単位はデシベル（dB）で表される。

(2) 等価騒音レベルは、単位時間（1分間）における音圧レベルを10秒間ごとに平均化した幾何平均値で、変動する騒音レベルの平均値として表した値である。

(3) 騒音レベルの測定は、通常、騒音計の周波数重み付け特性Aで行う。

(4) 騒音性難聴の初期に認められる4,000Hz付近を中心とする聴力低下の型をc^5dipという。

(5) 騒音は、自律神経系や内分泌系へも影響を与え、交感神経の活動の亢進や副腎皮質ホルモンの分泌の増加が認められることがある。

問17 電離放射線などに関する次の記述のうち、誤っているものはどれか。

(1) 電離放射線には、電磁波と粒子線がある。

(2) エックス線は、通常、エックス線装置を用いて発生させる人工の電離放射線であるが、放射性物質から放出されるガンマ線と同様に電磁波である。

(3) エックス線は、紫外線より波長の長い電磁波である。

(4) 電離放射線の被ばくによる白内障は、晩発障害に分類され、被ばく後、半年～30年後に現れることが多い。

(5) 電離放射線を放出してほかの元素に変わる元素を放射性同位元素（ラジオアイソトープ）という。

厚生労働省の「作業環境測定基準」及び「作業環境評価基準」に基づく作業環境測定及びその結果の評価に関する次の記述のうち、正しいものはどれか。

(1) 管理濃度は、有害物質に関する作業環境の状態を単位作業場所の作業環境測定結果から評価するための指標として設定されたものである。

(2) 原材料を反応槽へ投入する場合など、間欠的に有害物質の発散を伴う作業による気中有害物質の最高濃度は、A測定の結果により評価される。

(3) 単位作業場所における気中有害物質濃度の平均的な分布は、B測定の結果により評価される。

(4) A測定の第二評価値及びB測定の測定値がいずれも管理濃度に満たない単位作業場所は、第一管理区分になる。

(5) B測定の測定値が管理濃度を超えている単位作業場所は、A測定の結果に関係なく第三管理区分に区分される。

特殊健康診断に関する次の文中の___内に入れるAからCの語句の組合せとして、正しいものは(1)〜(5)のうちどれか。

「特殊健康診断において有害物の体内摂取量を把握する検査として、生物学的モニタリングがあり、トルエンについては、尿中の___A___を測定し、___B___については、___C___中のデルタアミノレブリン酸を測定する。」

	A	B	C
(1)	馬尿酸	鉛	尿
(2)	馬尿酸	鉛	血液
(3)	マンデル酸	鉛	尿
(4)	マンデル酸	水銀	尿
(5)	マンデル酸	水銀	血液

呼吸用保護具に関する次の記述のうち、正しいものはどれか。

(1) 防毒マスクの吸収缶の色は、一酸化炭素用は黒色で、有機ガス用は赤色である。

(2) 高濃度の有害ガスに対しては、防毒マスクではなく、送気マスクか自給式呼吸器を使用する。

(3) 型式検定合格標章のある防じんマスクでも、ヒュームのような微細な粒子に対して使用してはならない。

(4) 防じんマスクの手入れの際、ろ過材に付着した粉じんは圧縮空気で吹き飛ばすか、ろ過材を強くたたいて払い落として除去する。

(5) 防じんマスクは作業に適したものを選択し、顔面とマスクの面体の高い密着性が要求される有害性の高い物質を取り扱う作業については、使い捨て式のものを選ぶ。

問21 常時使用する労働者数が300人で、次の業種に属する事業場のうち、法令上、総括安全衛生管理者の選任が義務付けられていない業種はどれか。

(1) 通信業

(2) 各種商品小売業

(3) 旅館業

(4) ゴルフ場業

(5) 医療業

問22 産業医に関する次の記述のうち、法令上、誤っているものはどれか。

(1) 産業医を選任した事業者は、産業医に対し、労働者の業務に関する情報であって産業医が労働者の健康管理等を適切に行うために必要と認めるものを提供しなければならない。

(2) 産業医を選任した事業者は、その事業場における産業医の業務の具体的な内容、産業医に対する健康相談の申出の方法、産業医による労働者の心身の状態に関する情報の取扱いの方法を、常時各作業場の見やすい場所に掲示し、又は備え付ける等の方法により、労働者に周知させなければならない。

(3) 産業医は、衛生委員会に対して労働者の健康を確保する観点から必要な調査審議を求めることができる。

(4) 産業医は、衛生委員会を開催した都度作成する議事概要を、毎月1回以上、事業者から提供されている場合には、作業場等の巡視の頻度を、毎月1回以上から2か月に1回以上にすることができる。

(5) 事業者は、産業医から労働者の健康管理等について勧告を受けたときは、当該勧告の内容及び当該勧告を踏まえて講じた措置の内容（措置を講じない場

合にあっては、その旨及びその理由）を記録し、これを３年間保存しなければ
ならない。

問23 労働安全衛生規則に基づく医師による健康診断について、法令に違反しているものは次のうちどれか。

(1) 雇入時の健康診断において、医師による健康診断を受けた後３か月を経過しない者が、その健康診断結果を証明する書面を提出したときは、その健康診断の項目に相当する項目を省略している。

(2) 雇入時の健康診断の項目のうち、聴力の検査は、35歳及び40歳の者並びに45歳以上の者に対しては、1,000Hz及び4,000Hzの音について行っているが、その他の年齢の者に対しては、医師が適当と認めるその他の方法により行っている。

(3) 深夜業を含む業務に常時従事する労働者に対し、６か月以内ごとに１回、定期に、健康診断を行っているが、胸部エックス線検査は、１年以内ごとに１回、定期に、行っている。

(4) 事業場において実施した定期健康診断の結果、健康診断項目に異常所見があると診断された労働者については、健康を保持するために必要な措置について、健康診断が行われた日から３か月以内に、医師から意見聴取を行っている。

(5) 常時50人の労働者を使用する事業場において、定期健康診断の結果については、遅滞なく、所轄労働基準監督署長に報告を行っているが、雇入時の健康診断の結果については報告を行っていない。

問24 労働安全衛生法に基づく心理的な負担の程度を把握するための検査（以下「ストレスチェック」という。）及びその結果等に応じて実施される医師による面接指導に関する次の記述のうち、法令上、正しいものはどれか。

(1) 常時50人以上の労働者を使用する事業場においては、6か月以内ごとに1回、定期に、ストレスチェックを行わなければならない。

(2) 事業者は、ストレスチェックの結果が、衛生管理者及びストレスチェックを受けた労働者に通知されるようにしなければならない。

(3) 労働者に対するストレスチェックの事項は、「職場における当該労働者の心理的な負担の原因」、「当該労働者の心理的な負担による心身の自覚症状」及び「職場における他の労働者による当該労働者への支援」に関する項目である。

(4) 事業者は、ストレスチェックの結果、心理的な負担の程度が高い労働者全員に対し、医師による面接指導を行わなければならない。

(5) 事業者は、医師による面接指導の結果に基づき、当該面接指導の結果の記録を作成して、これを3年間保存しなければならない。

問25 事業場の建築物、施設等に関する措置について、労働安全衛生規則の衛生基準に違反していないものは次のうちどれか。

(1) 日常行う清掃のほか、1年に1回、定期に、統一的に大掃除を行っている。

(2) 男性25人、女性25人の労働者を常時使用している事業場で、労働者が臥床することのできる休養室又は休養所を男性用と女性用に区別して設けていない。

(3) 坑内等特殊な作業場以外の作業場において、男性用小便所の箇所数は、同時に就業する男性労働者50人以内ごとに1個以上としている。

(4) 事業場に附属する食堂の床面積を、食事の際の1人について、0.8m² としている。

(5) 労働衛生上の有害業務を有しない事業場において、窓その他の開口部の直接外気に向かって開放することができる部分の面積が、常時床面積の15分の1である屋内作業場に、換気設備を設けていない。

問26 労働基準法における労働時間等に関する次の記述のうち、正しいものはどれか。

(1) 1日8時間を超えて労働させることができるのは、時間外労働の協定を締結し、これを所轄労働基準監督署長に届け出た場合に限られている。

(2) 労働時間に関する規定の適用については、事業場を異にする場合は労働時間を通算しない。

(3) 労働時間が8時間を超える場合においては、少なくとも45分の休憩時間を労働時間の途中に与えなければならない。

(4) 機密の事務を取り扱う労働者については、所轄労働基準監督署長の許可を受けなくても労働時間に関する規定は適用されない。

(5) 監視又は断続的労働に従事する労働者については、所轄労働基準監督署長の許可を受ければ、労働時間及び年次有給休暇に関する規定は適用されない。

問27 週所定労働時間が25時間、週所定労働日数が4日である労働者であって、雇入れの日から起算して3年6か月継続勤務したものに対して、その後1年間に新たに与えなければならない年次有給休暇日数として、法令上、正しいものは(1)～(5)のうちどれか。

ただし、その労働者はその直前の1年間に全労働日の8割以上出勤したものとする。

(1) 8日
(2) 9日
(3) 10日
(4) 11日
(5) 12日

問28 労働衛生管理に用いられる統計に関する次の記述のうち、誤っているものはどれか。

(1) 生体から得られたある指標が正規分布である場合、そのバラツキの程度は、平均値や最頻値によって表される。

(2) 集団を比較する場合、調査の対象とした項目のデータの平均値が等しくても分散が異なっていれば、異なった特徴をもつ集団であると評価される。

(3) 健康管理統計において、ある時点での検査における有所見者の割合を有所見率といい、このようなデータを静態データという。

(4) 健康診断において、対象人数、受診者数などのデータを計数データといい、身長、体重などのデータを計量データという。

(5) ある事象と健康事象との間に、統計上、一方が多いと他方も多いというような相関関係が認められても、それらの間に因果関係がないこともある。

問29 厚生労働省の「職場における腰痛予防対策指針」に基づく腰痛予防対策に関する次の記述のうち、正しいものはどれか。

(1) 腰部保護ベルトは、重量物取扱い作業に従事する労働者全員に使用させるようにする。

(2) 重量物取扱い作業の場合、満18歳以上の男性労働者が人力のみで取り扱う物の重量は、体重のおおむね50％以下となるようにする。

(3) 重量物取扱い作業に常時従事する労働者に対しては、当該作業に配置する際及びその後1年以内ごとに1回、定期に、医師による腰痛の健康診断を行う。

(4) 立ち作業の場合は、身体を安定に保持するため、床面は弾力性のない硬い素材とし、クッション性のない作業靴を使用する。

(5) 腰掛け作業の場合の作業姿勢は、椅子に深く腰を掛けて、背もたれで体幹を支え、履物の足裏全体が床に接する姿勢を基本とする。

問30 出血及び止血法並びにその救急処置に関する次の記述のうち、誤っているものはどれか。

(1) 体内の全血液量は、体重の約13分の1で、その約3分の1を短時間に失うと生命が危険な状態となる。

(2) 傷口が泥で汚れているときは、手際良く水道水で洗い流す。

(3) 止血法には、直接圧迫法、間接圧迫法などがあるが、一般人が行う応急手当としては直接圧迫法が推奨されている。

(4) 静脈性出血は、擦り傷のときにみられ、傷口から少しずつにじみ出るような出血である。

(5) 止血帯を施した後、受傷者を医師に引き継ぐまでに30分以上かかる場合には、止血帯を施してから30分ごとに1〜2分間、出血部から血液がにじんでくる程度まで結び目をゆるめる。

問31 虚血性心疾患に関する次の記述のうち、誤っているものはどれか。

(1) 虚血性心疾患は、門脈による心筋への血液の供給が不足したり途絶えることにより起こる心筋障害である。

(2) 虚血性心疾患発症の危険因子には、高血圧、喫煙、脂質異常症などがある。

(3) 虚血性心疾患は、心筋の一部分に可逆的な虚血が起こる狭心症と、不可逆的な心筋壊死が起こる心筋梗塞とに大別される。

(4) 心筋梗塞では、突然激しい胸痛が起こり、「締め付けられるように痛い」、「胸が苦しい」などの症状が長時間続き、1時間以上になることもある。

(5) 狭心症の痛みの場所は、心筋梗塞とほぼ同じであるが、その発作が続く時間は、通常数分程度で、長くても15分以内におさまることが多い。

問32 細菌性食中毒に関する次の記述のうち、誤っているものはどれか。

(1) 黄色ブドウ球菌による毒素は、熱に強い。

(2) ボツリヌス菌による毒素は、神経毒である。

(3) 腸炎ビブリオ菌は、病原性好塩菌ともいわれる。

(4) サルモネラ菌による食中毒は、食品に付着した細菌が食品中で増殖した際に生じる毒素により発症する。

(5) ウェルシュ菌、セレウス菌及びカンピロバクターは、いずれも細菌性食中毒の原因菌である。

問33 厚生労働省の「情報機器作業における労働衛生管理のためのガイドライン」に関する次の記述のうち、適切でないものはどれか。

(1) ディスプレイ画面上における照度は、500ルクス以下となるようにしている。

(2) ディスプレイ画面の位置、前後の傾き、左右の向き等を調整してグレアを防止している。

(3) ディスプレイは、おおむね30cm以内の視距離が確保できるようにし、画面の上端を眼の高さよりもやや下になるように設置している。

(4) 1日の情報機器作業の作業時間が4時間未満である労働者については、自覚症状を訴える者についてのみ、情報機器作業に係る定期健康診断の対象としている。

(5) 情報機器作業に係る定期健康診断を、1年以内ごとに1回、定期に実施している。

問34 厚生労働省の「労働安全衛生マネジメントシステムに関する指針」に関する次の記述のうち、誤っているものはどれか。

(1) この指針は、労働安全衛生法の規定に基づき機械、設備、化学物質等による危険又は健康障害を防止するため事業者が講ずべき具体的な措置を定めるものではない。

(2) このシステムは、生産管理等事業実施に係る管理と一体となって運用されるものである。

(3) このシステムでは、事業者は、事業場における安全衛生水準の向上を図るための安全衛生に関する基本的考え方を示すものとして、安全衛生方針を表明し、労働者及び関係請負人その他の関係者に周知させる。

(4) このシステムでは、事業者は、安全衛生方針に基づき設定した安全衛生目標を達成するため、事業場における危険性又は有害性等の調査の結果等に基づき、一定の期間を限り、安全衛生計画を作成する。

(5) 事業者は、このシステムに従って行う措置が適切に実施されているかどうかについて調査及び評価を行うため、外部の機関による監査を受けなければならない。

問35 神経系に関する次の記述のうち、誤っているものはどれか。

(1) 神経系を構成する基本的な単位である神経細胞は、通常、1個の細胞体、1本の軸索及び複数の樹状突起から成り、ニューロンともいわれる。

(2) 体性神経は、運動及び感覚に関与し、自律神経は、呼吸、循環などに関与する。

(3) 大脳の皮質は、神経細胞の細胞体が集まっている灰白質で、感覚、思考などの作用を支配する中枢として機能する。

(4) 交感神経系と副交感神経系は、各種臓器において双方の神経線維が分布し、相反する作用を有している。

(5) 交感神経系は、身体の機能をより活動的に調節する働きがあり、心拍数を増加させたり、消化管の運動を高める。

問36 心臓及び血液循環に関する次の記述のうち、誤っているものはどれか。

(1) 心臓は、自律神経の中枢で発生した刺激が刺激伝導系を介して心筋に伝わることにより、規則正しく収縮と拡張を繰り返す。

(2) 肺循環により左心房に戻ってきた血液は、左心室を経て大動脈に入る。

(3) 大動脈を流れる血液は動脈血であるが、肺動脈を流れる血液は静脈血である。

(4) 心臓の拍動による動脈圧の変動を末梢の動脈で触知したものを脈拍といい、一般に、手首の橈骨動脈で触知する。

(5) 動脈硬化とは、コレステロールの蓄積などにより、動脈壁が肥厚・硬化して弾力性を失った状態であり、進行すると血管の狭窄や閉塞を招き、臓器への酸素や栄養分の供給が妨げられる。

問37 消化器系に関する次の記述のうち、誤っているものはどれか。

(1) 三大栄養素のうち糖質はブドウ糖などに、蛋白質はアミノ酸に、脂肪は脂肪酸とグリセリンに、酵素により分解されて吸収される。

(2) 無機塩及びビタミン類は、酵素による分解を受けないでそのまま吸収される。

(3) 膵臓から十二指腸に分泌される膵液には、消化酵素は含まれていないが、血糖値を調節するホルモンが含まれている。

(4) ペプシノーゲンは、胃酸によってペプシンという消化酵素になり、蛋白質を分解する。

(5) 小腸の表面は、ビロード状の絨毛という小突起で覆われており、栄養素の吸収の効率を上げるために役立っている。

問38 呼吸に関する次の記述のうち、誤っているものはどれか。

(1) 呼吸運動は、気管と胸膜の協調運動によって、胸郭内容積を周期的に増減させて行われる。

(2) 胸郭内容積が増し、その内圧が低くなるにつれ、鼻腔、気管などの気道を経て肺内へ流れ込む空気が吸気である。

(3) 肺胞内の空気と肺胞を取り巻く毛細血管中の血液との間で行われる酸素と二酸化炭素のガス交換を、肺呼吸又は外呼吸という。

(4) 全身の毛細血管中の血液が各組織細胞に酸素を渡して二酸化炭素を受け取るガス交換を、組織呼吸又は内呼吸という。

(5) 血液中の二酸化炭素濃度が増加すると、呼吸中枢が刺激され、肺でのガス交換の量が多くなる。

問39　腎臓・泌尿器系に関する次の記述のうち、誤っているものはどれか。

(1) 腎臓の皮質にある腎小体では、糸球体から蛋白質以外の血漿成分がボウマン嚢に濾し出され、原尿が生成される。

(2) 腎臓の尿細管では、原尿に含まれる大部分の水分及び身体に必要な成分が血液中に再吸収され、残りが尿として生成される。

(3) 尿は淡黄色の液体で、固有の臭気を有し、通常、弱酸性である。

(4) 尿の生成・排出により、体内の水分の量やナトリウムなどの電解質の濃度を調節するとともに、生命活動によって生じた不要な物質を排出する。

(5) 尿の約95%は水分で、約5%が固形物であるが、その成分が全身の健康状態をよく反映するので、尿を採取して尿素窒素の検査が広く行われている。

問40　代謝に関する次の記述のうち、正しいものはどれか。

(1) 代謝において、細胞に取り入れられた体脂肪、グリコーゲンなどが分解されてエネルギーを発生し、ATPが合成されることを同化という。

(2) 代謝において、体内に摂取された栄養素が、種々の化学反応によって、ATPに蓄えられたエネルギーを用いて、細胞を構成する蛋白質などの生体に必要な物質に合成されることを異化という。

(3) 基礎代謝量は、安静時における心臓の拍動、呼吸、体温保持などに必要な代謝量で、睡眠中の測定値で表される。

(4) エネルギー代謝率は、一定時間中に体内で消費された酸素と排出された二酸化炭素の容積比で表される。

(5) エネルギー代謝率は、動的筋作業の強度を表すことができるが、精神的作業や静的筋作業には適用できない。

問41

耳とその機能に関する次の記述のうち、誤っているものはどれか。

(1) 耳は、聴覚、平衡感覚などをつかさどる器官で、外耳、中耳、内耳の三つの部位に分けられる。

(2) 耳介で集められた音は、鼓膜を振動させ、その振動は耳小骨によって増幅され、内耳に伝えられる。

(3) 内耳は、前庭、半規管、蝸牛 (うずまき管) の三つの部位からなり、前庭と半規管が平衡感覚、蝸牛が聴覚を分担している。

(4) 半規管は、体の傾きの方向や大きさを感じ、前庭は、体の回転の方向や速度を感じる。

(5) 鼓室は、耳管によって咽頭に通じており、その内圧は外気圧と等しく保たれている。

問42

抗体に関する次の文中の　　　内に入れるAからCの語句の組合せとして、適切なものは (1) ～ (5) のうちどれか。

「抗体とは、体内に入ってきた　A　に対して　B　免疫において作られる　C　と呼ばれる蛋白質のことで、　A　に特異的に結合し、　A　の働きを抑える働きがある。」

	A	B	C
(1)	化学物質	体液性	アルブミン
(2)	化学物質	細胞性	免疫グロブリン
(3)	抗原	体液性	アルブミン
(4)	抗原	体液性	免疫グロブリン
(5)	抗原	細胞性	アルブミン

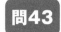

問43　体温調節に関する次の記述のうち、誤っているものはどれか。

（1）寒冷な環境においては、皮膚の血管が収縮して血流量が減って、熱の放散が減少する。

（2）暑熱な環境においては、内臓の血流量が増加し体内の代謝活動が亢進することにより、人体からの熱の放散が促進される。

（3）体温調節にみられるように、外部環境などが変化しても身体内部の状態を一定に保とうとする性質を恒常性（ホメオスタシス）という。

（4）計算上、100gの水分が体重70kgの人の体表面から蒸発すると、気化熱が奪われ、体温が約1℃下がる。

（5）熱の放散は、輻射（放射）、伝導、蒸発などの物理的な過程で行われ、蒸発には、発汗と不感蒸泄によるものがある。

問44　睡眠に関する次の記述のうち、誤っているものはどれか。

（1）睡眠と覚醒のリズムのように、約1日の周期で繰り返される生物学的リズムをサーカディアンリズムといい、このリズムの乱れは、疲労や睡眠障害の原因となる。

（2）睡眠は、睡眠中の目の動きなどによって、レム睡眠とノンレム睡眠に分類される。

（3）コルチゾールは、血糖値の調節などの働きをするホルモンで、通常、その分泌量は明け方から増加し始め、起床前後で最大となる。

（4）レム睡眠は、安らかな眠りで、この間に脳は休んだ状態になっている。

（5）メラトニンは、睡眠に関与しているホルモンである。

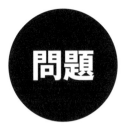

問題

令和3年4月 過去問題 （公表本試験問題）

関係法令（有害業務に係るもの） ……………………………… 問 1 〜問10

労働衛生（有害業務に係るもの） ……………………………… 問11〜問20

関係法令（有害業務に係るもの以外のもの） ………… 問21〜問27

労働衛生（有害業務に係るもの以外のもの） ………… 問28〜問34

労働生理 ………………………………………………………………… 問35〜問44

解答はこちら

解答・解説 …… 別冊 P.153

解答一覧 ………………… P.202

問1 常時250人の労働者を使用する運送業の事業場における衛生管理体制に関する（1）〜（5）の記述のうち、法令上、誤っているものはどれか。

ただし、250人中には、次の業務に常時従事する者が含まれているが、その他の有害業務はないものとし、衛生管理者の選任の特例はないものとする。

深夜業を含む業務	200人
多量の低温物体を取り扱う業務	50人

（1）総括安全衛生管理者を選任しなければならない。

（2）衛生管理者は、2人以上選任しなければならない。

（3）衛生管理者は、全て第一種衛生管理者免許を有する者のうちから選任することができる。

（4）衛生管理者のうち少なくとも1人を専任の衛生管理者としなければならない。

（5）衛生管理者のうち、1人は専属でない労働衛生コンサルタントを選任することができる。

問2 厚生労働大臣が定める規格を具備しなければ、譲渡し、貸与し、又は設置してはならない機械等に該当しないものは、次のうちどれか。

（1）潜水器

（2）一酸化炭素用防毒マスク

（3）ろ過材及び面体を有する防じんマスク

（4）放射性物質による汚染を防止するための防護服

（5）特定エックス線装置

法令に基づき定期に行う作業環境測定とその測定頻度との組合せとして、誤っているものは次のうちどれか。

(1) 非密封の放射性物質を取り扱う作業室における空気中の放射性物質の濃度の測定 ………………………………………………… 1か月以内ごとに1回

(2) チッパーによりチップする業務を行う屋内作業場における等価騒音レベルの測定 ………………………………………………… 6か月以内ごとに1回

(3) 通気設備が設けられている坑内の作業場における通気量の測定 ………………………………………………… 半月以内ごとに1回

(4) 鉛ライニングの業務を行う屋内作業場における空気中の鉛の濃度の測定 ………………………………………………… 1年以内ごとに1回

(5) 多量のドライアイスを取り扱う業務を行う屋内作業場における気温及び湿度の測定 ………………………………………………… 1か月以内ごとに1回

次の作業のうち、法令上、作業主任者を選任しなければならないものはどれか。

(1) 製造工程において硝酸を用いて行う洗浄の作業

(2) 強烈な騒音を発する場所における作業

(3) レーザー光線による金属加工の作業

(4) セメント製造工程においてセメントを袋詰めする作業

(5) 潜水器からの給気を受けて行う潜水の作業

問5 次の業務のうち、労働者を就かせるとき、法令に基づく安全又は衛生のための特別の教育を行わなければならないものはどれか。

(1) チェーンソーを用いて行う造材の業務
(2) エックス線回折装置を用いて行う分析の業務
(3) 特定化学物質を用いて行う分析の業務
(4) 有機溶剤等を入れたことがあるタンクの内部における業務
(5) 削岩機、チッピングハンマー等チェーンソー以外の振動工具を取り扱う業務

問6 事業者が、法令に基づく次の措置を行ったとき、その結果について所轄労働基準監督署長に報告することが義務付けられているものはどれか。

(1) 高圧室内作業主任者の選任
(2) 特定化学設備についての定期自主検査
(3) 定期の有機溶剤等健康診断
(4) 雇入時の特定化学物質健康診断
(5) 鉛業務を行う屋内作業場についての作業環境測定

問7 屋内作業場において、第二種有機溶剤等を使用して常時洗浄作業を行う場合の措置として、法令上、誤っているものは次のうちどれか。
　　　ただし、有機溶剤中毒予防規則に定める適用除外及び設備の特例はないものとする。

(1) 作業場所に設けた局所排気装置について、外付け式フードの場合は0.4m/sの制御風速を出し得る能力を有するものにする。
(2) 有機溶剤等の区分の色分けによる表示を黄色で行う。
(3) 作業場における空気中の有機溶剤の濃度を、6か月以内ごとに1回、定期に測

定し、その測定結果等の記録を3年間保存する。

(4) 作業に常時従事する労働者に対し、6か月以内ごとに1回、定期に、特別の項目について医師による健康診断を行い、その結果に基づき作成した有機溶剤等健康診断個人票を5年間保存する。

(5) 作業場所に設けたプッシュプル型換気装置について、原則として、1年以内ごとに1回、定期に、自主検査を行い、その検査の結果等の記録を3年間保存する。

問8 次の作業のうち、法令上、第二種酸素欠乏危険作業に該当するものはどれか。

(1) 雨水が滞留したことのあるピットの内部における作業

(2) ヘリウム、アルゴン等の不活性の気体を入れたことのあるタンクの内部における作業

(3) 果菜の熟成のために使用している倉庫の内部における作業

(4) 酒類を入れたことのある醸造槽の内部における作業

(5) 汚水その他腐敗しやすい物質を入れたことのある暗きょの内部における作業

問9 粉じん作業に係る次の粉じん発生源のうち、法令上、特定粉じん発生源に該当するものはどれか。

(1) 屋内の、ガラスを製造する工程において、原料を溶解炉に投げ入れる箇所

(2) 屋内の、耐火物を用いた炉を解体する箇所

(3) 屋内の、研磨材を用いて手持式動力工具により金属を研磨する箇所

(4) 屋内の、粉状のアルミニウムを袋詰めする箇所

(5) 屋内の、金属をアーク溶接する箇所

問10 次のAからDの業務について、労働基準法に基づく時間外労働に関する協定を締結し、これを所轄労働基準監督署長に届け出た場合においても、労働時間の延長が1日2時間を超えてはならないものの組合せは(1)〜(5)のうちどれか。

  A 病原体によって汚染された物を取り扱う業務

  B 腰部に負担のかかる立ち作業の業務

  C 多量の低温物体を取り扱う業務

  D 鉛の粉じんを発散する場所における業務

(1) A, B

(2) A, C

(3) B, C

(4) B, D

(5) C, D

問11 厚生労働省の「化学物質等による危険性又は有害性等の調査等に関する指針」に基づくリスクアセスメントに関する次の記述のうち、誤っているものはどれか。

(1) リスクアセスメントは、化学物質等を原材料等として新規に採用し、又は変更するとき、化学物質等を製造し、又は取り扱う業務に係る作業の方法又は手順を新規に採用し、又は変更するときなどに実施する。

(2) 化学物質等による危険性又は有害性の特定は、リスクアセスメント等の対象となる業務を洗い出した上で、原則として国連勧告の「化学品の分類及び表示に関する世界調和システム (GHS)」などで示されている危険性又は有害性の分類等に即して行う。

(3) リスクの見積りは、化学物質等が当該業務に従事する労働者に危険を及ぼし、又は化学物質等により当該労働者の健康障害を生ずるおそれの程度 (発生可能性) 及び当該危険又は健康障害の程度 (重篤度) を考慮して行う。

(4) 化学物質等による疾病のリスクについては、化学物質等への労働者のばく露濃度等を測定し、測定結果を厚生労働省の「作業環境評価基準」に示されている「管理濃度」と比較することにより見積もる方法が確実性が高い。

(5) リスクアセスメントの実施に当たっては、化学物質等に係る安全データシート、作業標準、作業手順書、作業環境測定結果等の資料を入手し、その情報を活用する。

問12 次の化学物質のうち、常温・常圧 (25℃、1気圧) の空気中で蒸気として存在するものはどれか。

ただし、蒸気とは、常温・常圧で液体又は固体の物質が蒸気圧に応じて揮発又は昇華して気体となっているものをいうものとする。

(1) 塩化ビニル

(2) ジクロロベンジジン

(3) トリクロロエチレン

(4) 二酸化硫黄

(5) ホルムアルデヒド

問13 有機溶剤に関する次の記述のうち、誤っているものはどれか。

(1) 有機溶剤は、呼吸器から吸収されやすいが、皮膚から吸収されるものもある。

(2) メタノールによる障害として顕著なものは、網膜細動脈瘤^{りゅう}を伴う脳血管障害である。

(3) キシレンのばく露の生物学的モニタリングの指標としての尿中代謝物は、メチル馬尿酸である。

(4) 有機溶剤による皮膚又は粘膜の症状としては、皮膚の角化、結膜炎などがある。

(5) 低濃度の有機溶剤の繰り返しばく露では、頭痛、めまい、物忘れ、不眠などの不定愁訴がみられる。

問14 局所排気装置のフードの型式について、排気効果の大小関係として、正しいものは次のうちどれか。

(1) 囲い式カバー型＞囲い式建築ブース型＞外付け式ルーバ型

(2) 囲い式建築ブース型＞囲い式グローブボックス型＞外付け式ルーバ型

(3) 囲い式ドラフトチェンバ型＞外付け式ルーバ型＞囲い式カバー型

(4) 外付け式ルーバ型＞囲い式ドラフトチェンバ型＞囲い式カバー型

(5) 外付け式ルーバ型＞囲い式建築ブース型＞囲い式グローブボックス型

問15 作業環境における有害要因による健康障害に関する次の記述のうち、誤っているものはどれか。

(1) 窒素ガスで置換したタンク内の空気など、ほとんど無酸素状態の空気を吸入すると徐々に窒息の状態になり、この状態が5分程度継続すると呼吸停止する。

(2) 減圧症は、潜函作業者、潜水作業者などに発症するもので、高圧下作業からの減圧に伴い、血液中や組織中に溶け込んでいた窒素の気泡化が関与して発生し、皮膚のかゆみ、関節痛、神経の麻痺などの症状がみられる。

(3) 金属熱は、金属の溶融作業などで亜鉛、銅などの金属の酸化物のヒュームを吸入することにより発生し、悪寒、発熱、関節痛などの症状がみられる。

(4) 低体温症は、低温下の作業で全身が冷やされ、体の中心部の温度が35℃程度以下に低下した状態をいい、意識消失、筋の硬直などの症状がみられる。

(5) 振動障害は、チェーンソーなどの振動工具によって生じる障害で、手のしびれなどの末梢神経障害やレイノー現象などの末梢循環障害がみられる。

問16 じん肺に関する次の記述のうち、正しいものはどれか。

(1) じん肺は、粉じんを吸入することによって肺に生じた炎症性病変を主体とする疾病で、その種類には、けい肺、間質性肺炎、慢性閉塞性肺疾患(COPD)などがある。

(2) じん肺は、続発性気管支炎、肺結核などを合併することがある。

(3) 鉱物性粉じんに含まれる遊離けい酸(SiO_2)は、石灰化を伴う胸膜肥厚や胸膜中皮腫を生じさせるという特徴がある。

(4) じん肺の有効な治療方法は、既に確立されている。

(5) じん肺がある程度進行しても、粉じんへのばく露を中止すれば、症状が更に進行することはない。

問17 化学物質による健康障害に関する次の記述のうち、誤っているものはどれか。

(1) ノルマルヘキサンによる健康障害では、末梢神経障害がみられる。

(2) シアン化水素による中毒では、細胞内での酸素利用の障害による呼吸困難、痙攣などがみられる。

(3) 硫化水素による中毒では、意識消失、呼吸麻痺などがみられる。

(4) 塩化ビニルによる慢性中毒では、気管支炎、歯牙酸蝕症などがみられる。

(5) 弗化水素による慢性中毒では、骨の硬化、斑状歯などがみられる。

問18 呼吸用保護具に関する次の記述のうち、誤っているものはどれか。

(1) 有機ガス用防毒マスクの吸収缶の色は黒色であり、一酸化炭素用防毒マスクの吸収缶の色は赤色である。

(2) ガス又は蒸気状の有害物質が粉じんと混在している作業環境中で防毒マスクを使用するときは、防じん機能を有する防毒マスクを選択する。

(3) 酸素濃度18%未満の場所で使用できる呼吸用保護具には、送気マスク、空気呼吸器のほか、電動ファン付き呼吸用保護具がある。

(4) 使い捨て式防じんマスクは、面体ごとに、型式検定合格標章の付されたものを使用する。

(5) 防じんマスクは、面体と顔面との間にタオルなどを当てて着用してはならない。

問19 厚生労働省の「作業環境測定基準」及び「作業環境評価基準」に基づく作業環境測定及びその結果の評価に関する次の記述のうち、正しいものはどれか。

(1) 管理濃度は、有害物質に関する作業環境の状態を単位作業場所の作業環境測定結果から評価するための指標として設定されたものである。

(2) 原材料を反応槽へ投入する場合など、間欠的に有害物質の発散を伴う作業による気中有害物質の最高濃度は、A測定の結果により評価される。

(3) 単位作業場所における気中有害物質濃度の平均的な分布は、B測定の結果により評価される。

(4) A測定の第二評価値及びB測定の測定値がいずれも管理濃度に満たない単位作業場所は、第一管理区分になる。

(5) B測定の測定値が管理濃度を超えている単位作業場所は、A測定の結果に関係なく第三管理区分に区分される。

問20 有害化学物質とその生物学的モニタリング指標として用いられる尿中の代謝物等との組合せとして、誤っているものは次のうちどれか。

(1) 鉛 ……………………………………………… デルタアミノレブリン酸
(2) スチレン ………………………………………… メチルホルムアミド
(3) トルエン ………………………………………… 馬尿酸
(4) ノルマルヘキサン ……………………………… 2,5－ヘキサンジオン
(5) トリクロロエチレン …………………………… トリクロロ酢酸

問21 衛生管理者の職務又は業務として、法令上、定められていないものは次のうちどれか。

ただし、次のそれぞれの業務は衛生に関する技術的事項に限るものとする。

(1) 健康診断の実施その他健康の保持増進のための措置に関すること。

(2) 労働災害の原因の調査及び再発防止対策に関すること。

(3) 安全衛生に関する方針の表明に関すること。

(4) 少なくとも毎週１回作業場等を巡視し、衛生状態に有害のおそれがあるときは、直ちに、労働者の健康障害を防止するため必要な措置を講ずること。

(5) 労働者の健康を確保するため必要があると認めるとき、事業者に対し、労働者の健康管理等について必要な勧告をすること。

問22 産業医に関する次の記述のうち、法令上、誤っているものはどれか。

(1) 常時使用する労働者数が50人以上の事業場において、厚生労働大臣の指定する者が行う産業医研修の修了者等の所定の要件を備えた医師であっても、当該事業場においてその事業を統括管理する者は、産業医として選任することはできない。

(2) 産業医が、事業者から、毎月１回以上、所定の情報の提供を受けている場合であって、事業者の同意を得ているときは、産業医の作業場等の巡視の頻度を、毎月１回以上から２か月に１回以上にすることができる。

(3) 事業者は、産業医が辞任したとき又は産業医を解任したときは、遅滞なく、その旨及びその理由を衛生委員会又は安全衛生委員会に報告しなければならない。

(4) 事業者は、産業医が旅行、疾病、事故その他やむを得ない事由によって職務を行うことができないときは、代理者を選任しなければならない。

(5) 事業者が産業医に付与すべき権限には、労働者の健康管理等を実施するために必要な情報を労働者から収集することが含まれる。

問23 労働安全衛生規則に規定されている医師による健康診断について、法令に違反しているものは次のうちどれか。

(1) 雇入時の健康診断において、医師による健康診断を受けた後、３か月を経過しない者がその健康診断結果を証明する書面を提出したときは、その健康診断の項目に相当する項目を省略している。

(2) 雇入時の健康診断の項目のうち、聴力の検査は、35歳及び40歳の者並びに45歳以上の者に対しては、1,000Hz及び4,000Hzの音について行っているが、その他の年齢の者に対しては、医師が適当と認めるその他の方法により行っている。

(3) 海外に６か月以上派遣して帰国した労働者について、国内の業務に就かせるとき、一時的な就業の場合を除いて、海外派遣労働者健康診断を行っている。

(4) 常時50人の労働者を使用する事業場において、雇入時の健康診断の結果について、所轄労働基準監督署長に報告を行っていない。

(5) 常時40人の労働者を使用する事業場において、定期健康診断の結果について、所轄労働基準監督署長に報告を行っていない。

問24 労働安全衛生法に基づく心理的な負担の程度を把握するための検査（以下「ストレスチェック」という。）の結果に基づき実施する医師による面接指導に関する次の記述のうち、正しいものはどれか。

(1) 面接指導を行う医師として事業者が指名できる医師は、当該事業場の産業医に限られる。

(2) 面接指導の結果は、健康診断個人票に記載しなければならない。

(3) 事業者は、ストレスチェックの結果、心理的な負担の程度が高い労働者であっ

て、面接指導を受ける必要があると当該ストレスチェックを行った医師等が
認めたものが面接指導を受けることを希望する旨を申し出たときは、当該申
出をした労働者に対し、面接指導を行わなければならない。

(4) 事業者は、面接指導の対象となる要件に該当する労働者から申出があったと
きは、申出の日から3か月以内に、面接指導を行わなければならない。

(5) 事業者は、面接指導の結果に基づき、当該労働者の健康を保持するため必要
な措置について、面接指導が行われた日から3か月以内に、医師の意見を聴
かなければならない。

問25 ある屋内作業場の床面から4mをこえない部分の容積が150m³で
あり、かつ、このうちの設備の占める分の容積が55m³であるとき、
法令上、常時就業させることのできる最大の労働者数は次のうちど
れか。

(1) 4人
(2) 9人
(3) 10人
(4) 15人
(5) 19人

問26 労働基準法における労働時間等に関する次の記述のうち、正しいも
のはどれか。
　　　ただし、労使協定とは、「労働者の過半数で組織する労働組合（そ
の労働組合がない場合は労働者の過半数を代表する者）と使用者と
の書面による協定」をいうものとする。

(1) 1日8時間を超えて労働させることができるのは、時間外労働の労使協定を
締結し、これを所轄労働基準監督署長に届け出た場合に限られている。

(2) 労働時間に関する規定の適用については、事業場を異にする場合は労働時間を通算しない。

(3) 所定労働時間が7時間30分である事業場において、延長する労働時間が1時間であるときは、少なくとも45分の休憩時間を労働時間の途中に与えなければならない。

(4) 監視又は断続的労働に従事する労働者であって、所轄労働基準監督署長の許可を受けたものについては、労働時間、休憩及び休日に関する規定は適用されない。

(5) フレックスタイム制の清算期間は、6か月以内の期間に限られる。

問27 労働基準法に定める育児時間に関する次の記述のうち、誤っているものはどれか。

(1) 生後満1年を超え、満2年に達しない生児を育てる女性労働者は、育児時間を請求することができる。

(2) 育児時間は、必ずしも有給としなくてもよい。

(3) 育児時間は、1日2回、1回当たり少なくとも30分の時間を請求することができる。

(4) 育児時間を請求しない女性労働者に対しては、育児時間を与えなくてもよい。

(5) 育児時間は、育児時間を請求できる女性労働者が請求する時間に与えなければならない。

問28 厚生労働省の「労働者の心の健康の保持増進のための指針」に基づくメンタルヘルスケアの実施に関する次の記述のうち、適切でないものはどれか。

(1) 心の健康については、客観的な測定方法が十分確立しておらず、また、心の健康問題の発生過程には個人差が大きく、そのプロセスの把握が難しいという特性がある。

(2) 心の健康づくり計画の実施に当たっては、メンタルヘルス不調を早期に発見する「一次予防」、適切な措置を行う「二次予防」及びメンタルヘルス不調となった労働者の職場復帰支援を行う「三次予防」が円滑に行われるようにする必要がある。

(3) 労働者の心の健康は、職場配置、人事異動、職場の組織などの要因によって影響を受けるため、メンタルヘルスケアは、人事労務管理と連携しなければ、適切に進まない場合が多いことに留意する。

(4) 労働者の心の健康は、職場のストレス要因のみならず、家庭・個人生活などの職場外のストレス要因の影響を受けている場合も多いことに留意する。

(5) メンタルヘルスケアを推進するに当たって、労働者の個人情報を主治医等の医療職や家族から取得する際には、あらかじめこれらの情報を取得する目的を労働者に明らかにして承諾を得るとともに、これらの情報は労働者本人から提出を受けることが望ましい。

問29 労働者の健康保持増進のために行う健康測定における運動機能検査の項目とその測定種目との組合せとして、誤っているものは次のうちどれか。

(1) 筋力 ………………………… 握力

(2) 柔軟性 ……………………… 上体起こし

(3) 平衡性 ……………………… 閉眼（又は開眼）片足立ち

(4) 敏しょう性 ………………… 全身反応時間

(5) 全身持久性 ………………… 最大酸素摂取量

問30 厚生労働省の「情報機器作業における労働衛生管理のためのガイドライン」に関する次の記述のうち、適切でないものはどれか。

(1) ディスプレイ画面上における照度は、500ルクス以下となるようにしている。

(2) 書類上及びキーボード上における照度は、300ルクス以上となるようにしている。

(3) ディスプレイ画面の位置、前後の傾き、左右の向き等を調整してグレアを防止している。

(4) ディスプレイは、おおむね30cm以内の視距離が確保できるようにし、画面の上端を眼の高さよりもやや下になるように設置している。

(5) 1日の情報機器作業の作業時間が4時間未満である労働者については、自覚症状を訴える者についてのみ、情報機器作業に係る定期健康診断の対象としている。

問31 出血及び止血法並びにその救急処置に関する次の記述のうち、誤っているものはどれか。

(1) 体内の全血液量は、体重の約13分の1で、その約3分の1を短時間に失うと生命が危険な状態となる。

(2) 傷口が泥で汚れているときは、手際良く水道水で洗い流す。

(3) 止血法には、直接圧迫法、間接圧迫法などがあるが、一般人が行う応急手当としては直接圧迫法が推奨されている。

(4) 毛細血管性出血は、浅い切り傷のときにみられ、傷口からゆっくり持続的に

湧き出るような出血である。

(5) 止血帯を施した後、受傷者を医師に引き継ぐまでに30分以上かかる場合には、止血帯を施してから30分ごとに1～2分間、出血部から血液がにじんでくる程度まで結び目をゆるめる。

問32
法改正
一次救命処置に関する次の記述のうち、誤っているものはどれか。

(1) 傷病者に反応がある場合は、回復体位をとらせて安静にして、経過を観察する。

(2) 一次救命処置は、できる限り単独で行うことは避ける。

(3) 口対口人工呼吸は、傷病者の鼻をつまみ、1回の吹き込みに3秒以上かけて傷病者の胸の盛り上がりが見える程度まで吹き込む。

(4) 胸骨圧迫は、胸が約5cm沈む強さで、1分間に100～120回のテンポで行う。

(5) AED（自動体外式除細動器）による心電図の自動解析の結果、「ショックは不要です」などのメッセージが流れた場合には、すぐに胸骨圧迫を再開し心肺蘇生を続ける。

問33
細菌性食中毒に関する次の記述のうち、誤っているものはどれか。

(1) サルモネラ菌による食中毒は、食品に付着した菌が食品中で増殖した際に生じる毒素により発症する。

(2) ボツリヌス菌による毒素は、神経毒である。

(3) 黄色ブドウ球菌による毒素は、熱に強い。

(4) 腸炎ビブリオ菌は、病原性好塩菌ともいわれる。

(5) セレウス菌及びカンピロバクターは、いずれも細菌性食中毒の原因菌である。

問34 厚生労働省の「職場における腰痛予防対策指針」に基づく、重量物取扱い作業における腰痛予防対策に関する次の記述のうち、誤っているものはどれか。

(1) 労働者全員に腰部保護ベルトを使用させる。

(2) 取り扱う物の重量をできるだけ明示し、著しく重心の偏っている荷物は、その旨を明示する。

(3) 重量物を取り扱うときは、急激な身体の移動をなくし、前屈やひねり等の不自然な姿勢はとらず、かつ、身体の重心の移動を少なくする等、できるだけ腰部に負担をかけない姿勢で行う。

(4) 重量物を持ち上げるときには、できるだけ身体を対象物に近づけ、重心を低くするような姿勢をとる。

(5) 重量物取扱い作業に常時従事する労働者に対しては、当該作業に配置する際及びその後6か月以内ごとに1回、定期に、医師による腰痛の健康診断を行う。

問35 神経系に関する次の記述のうち、誤っているものはどれか。

(1) 神経系を構成する基本的な単位である神経細胞は、通常、1個の細胞体、1本の軸索及び複数の樹状突起から成り、ニューロンともいわれる。

(2) 体性神経は、運動及び感覚に関与し、自律神経は、呼吸、循環などに関与する。

(3) 大脳の皮質は、神経細胞の細胞体が集まっている灰白質で、感覚、思考などの作用を支配する中枢として機能する。

(4) 交感神経系と副交感神経系は、各種臓器において双方の神経線維が分布し、相反する作用を有している。

(5) 交感神経系は、身体の機能をより活動的に調節する働きがあり、心拍数を増加させたり、消化管の運動を亢進する。

問36 肝臓の機能として、誤っているものは次のうちどれか。

(1) コレステロールの合成

(2) 尿素の合成

(3) ビリルビンの分解

(4) 胆汁の生成

(5) グリコーゲンの合成及び分解

問37 睡眠などに関する次の記述のうち、誤っているものはどれか。

(1) 睡眠は、睡眠中の目の動きなどによって、レム睡眠とノンレム睡眠に分類される。

(2) 甲状腺ホルモンは、夜間に分泌が上昇するホルモンで、睡眠と覚醒のリズムの調節に関与している。

(3) 睡眠と食事は深く関係しているため、就寝直前の過食は、肥満のほか不眠を招くことになる。

(4) 夜間に働いた後の昼間に睡眠する場合は、一般に、就寝から入眠までの時間が長くなり、睡眠時間が短縮し、睡眠の質も低下する。

(5) 睡眠中には、体温の低下、心拍数の減少などがみられる。

問38 消化器系に関する次の記述のうち、誤っているものはどれか。

(1) 三大栄養素のうち糖質はブドウ糖などに、蛋白質はアミノ酸に、脂肪は脂肪酸とエチレングリコールに、酵素により分解されて吸収される。

(2) 無機塩、ビタミン類は、酵素による分解を受けないでそのまま吸収される。

(3) 吸収された栄養分は、血液やリンパによって組織に運搬されてエネルギー源などとして利用される。

(4) 胃は、塩酸やペプシノーゲンを分泌して消化を助けるが、水分の吸収はほとんど行わない。

(5) 小腸は、胃に続く全長6〜7mの管状の器官で、十二指腸、空腸及び回腸に分けられる。

問39 腎臓又は尿に関する次のAからDの記述について、誤っているものの組合せは（1）〜（5）のうちどれか。

    A　ネフロン（腎単位）は、尿を生成する単位構造で、1個の腎小体とそれに続く1本の尿細管から成り、1個の腎臓中に約100万個ある。

    B　尿の約95％は水分で、約5％が固形物であるが、その成分は全身の健康状態をよく反映するので、尿検査は健康診断などで広く行われている。

    C　腎機能が正常な場合、糖はボウマン嚢中に濾し出されないので、尿中には排出されない。

    D　腎機能が正常な場合、大部分の蛋白質はボウマン嚢中に濾し出されるが、尿細管でほぼ100％再吸収されるので、尿中にはほとんど排出されない。

（1）A，B

（2）A，C

（3）A，D

（4）B，C

（5）C，D

問40 血液に関する次の記述のうち、正しいものはどれか。

（1）血漿中の蛋白質のうち、アルブミンは血液の浸透圧の維持に関与している。

（2）血漿中の水溶性蛋白質であるフィブリンがフィブリノーゲンに変化する現象が、血液の凝集反応である。

（3）赤血球は、損傷部位から血管外に出ると、血液凝固を促進させる物質を放出する。

（4）血液中に占める白血球の容積の割合をヘマトクリットといい、感染や炎症が

あると増加する。

(5) 血小板は、体内に侵入してきた細菌やウイルスを貪食する働きがある。

問41 感覚又は感覚器に関する次の記述のうち、誤っているものはどれか。

(1) 眼軸が短過ぎるために、平行光線が網膜の後方で像を結ぶものを遠視という。

(2) 嗅覚と味覚は化学感覚ともいわれ、物質の化学的性質を認知する感覚である。

(3) 温度感覚は、皮膚のほか口腔などの粘膜にも存在し、一般に冷覚の方が温覚よりも鋭敏である。

(4) 深部感覚は、内臓の動きや炎症などを感じて、内臓痛を認識する感覚である。

(5) 中耳にある鼓室は、耳管によって咽頭に通じており、その内圧は外気圧と等しく保たれている。

問42 抗体に関する次の文中の□□□内に入れるAからCの語句の組合せとして、適切なものは（1）〜（5）のうちどれか。

「抗体とは、体内に入ってきた□A□に対して□B□免疫において作られる□C□と呼ばれる蛋白質のことで、□A□に特異的に結合し、□A□の働きを抑える働きがある。」

	A	B	C
(1)	化学物質	体液性	アルブミン
(2)	化学物質	細胞性	免疫グロブリン
(3)	抗原	体液性	アルブミン
(4)	抗原	体液性	免疫グロブリン
(5)	抗原	細胞性	アルブミン

問43 代謝に関する次の記述のうち、正しいものはどれか。

(1) 代謝において、細胞に取り入れられた体脂肪、グリコーゲンなどが分解されてエネルギーを発生し、ATPが合成されることを同化という。

(2) 代謝において、体内に摂取された栄養素が、種々の化学反応によって、ATPに蓄えられたエネルギーを用いて、細胞を構成する蛋白質などの生体に必要な物質に合成されることを異化という。

(3) 基礎代謝は、心臓の拍動、呼吸運動、体温保持などに必要な代謝で、基礎代謝量は、覚醒、横臥、安静時の測定値で表される。

(4) エネルギー代謝率は、一定時間中に体内で消費された酸素と排出された二酸化炭素の容積比で表される。

(5) エネルギー代謝率は、生理的負担だけでなく、精神的及び感覚的な側面をも考慮した作業強度を表す指標としても用いられる。

問44 筋肉に関する次の記述のうち、正しいものはどれか。

(1) 横紋筋は、骨に付着して身体の運動の原動力となる筋肉で意志によって動かすことができるが、平滑筋は、心筋などの内臓に存在する筋肉で意志によって動かすことができない。

(2) 筋肉は神経からの刺激によって収縮するが、神経より疲労しにくい。

(3) 荷物を持ち上げたり、屈伸運動を行うときは、筋肉が長さを変えずに外力に抵抗して筋力を発生させる等尺性収縮が生じている。

(4) 強い力を必要とする運動を続けていると、筋肉を構成する個々の筋線維の太さは変わらないが、その数が増えることによって筋肉が太くなり筋力が増強する。

(5) 筋肉自体が収縮して出す最大筋力は、筋肉の断面積 $1cm^2$ 当たりの平均値をとると、性差や年齢差がほとんどない。

問題	解答				
	5	4	3	2	1
問題1	5	4	3	2	1
問題2	5	4	3	2	1
問題3	5	4	3	2	1
問題4	5	4	3	2	1
問題5	5	4	3	2	1
問題6	5	4	3	2	1
問題7	5	4	3	2	1
問題8	5	4	3	2	1
問題9	5	4	3	2	1
問題10	5	4	3	2	1
問題11	5	4	3	2	1
問題12	5	4	3	2	1
問題13	5	4	3	2	1
問題14	5	4	3	2	1
問題15	5	4	3	2	1
問題16	5	4	3	2	1
問題17	5	4	3	2	1
問題18	5	4	3	2	1
問題19	5	4	3	2	1
問題20	5	4	3	2	1
問題21	5	4	3	2	1
問題22	5	4	3	2	1
問題23	5	4	3	2	1
問題24	5	4	3	2	1
問題25	5	4	3	2	1
問題26	5	4	3	2	1
問題27	5	4	3	2	1
問題28	5	4	3	2	1
問題29	5	4	3	2	1
問題30	5	4	3	2	1
問題31	5	4	3	2	1
問題32	5	4	3	2	1
問題33	5	4	3	2	1
問題34	5	4	3	2	1
問題35	5	4	3	2	1
問題36	5	4	3	2	1
問題37	5	4	3	2	1
問題38	5	4	3	2	1
問題39	5	4	3	2	1
問題40	5	4	3	2	1
問題41	5	4	3	2	1
問題42	5	4	3	2	1
問題43	5	4	3	2	1
問題44	5	4	3	2	1

採点表

	満点	合格ライン	取得点
関係法令（有害業務に係るもの）問1～問10	80点（8点×10問）	32点	
労働衛生（有害業務に係るもの）問11～問20	80点（8点×10問）	32点	
関係法令（有害業務に係るもの以外のもの）問21～問27	70点（10点×7問）	30点	
労働衛生（有害業務に係るもの以外のもの）問28～問34	70点（10点×7問）	30点	
労働生理 問35～問44	100点（10点×10問）	40点	
合計	400点	240点	

※各科目の得点が40％以上で、かつ、全科目の合計得点が60％以上であれば合格。

▼令和6年4月 過去問題 解答一覧

＊各科目の得点が40％以上で、かつ、全科目の合計得点が60％以上であれば合格。

科目	範囲	満点	合格ライン	問題	解答（正解）
関係法令（有害業務に係るもの）	問1～問10	80点（8点×10問）	32点	問題1	2
				問題2	2
				問題3	4
				問題4	3
				問題5	3
				問題6	3
				問題7	5
				問題8	5
				問題9	3
				問題10	5
労働衛生（有害業務に係るもの）	問11～問20	80点（8点×10問）	32点	問題11	3
				問題12	5
				問題13	5
				問題14	5
				問題15	4
				問題16	1
				問題17	1
				問題18	2
				問題19	4
				問題20	4
関係法令（有害業務に係るもの以外のもの）	問21～問27	70点（10点×7問）	30点	問題21	2
				問題22	4
				問題23	1
				問題24	3
				問題25	3
				問題26	4
				問題27	5
労働衛生（有害業務に係るもの以外のもの）	問28～問34	70点（10点×7問）	30点	問題28	5
				問題29	2
				問題30	2
				問題31	3
				問題32	5
				問題33	3
				問題34	1
労働生理	問35～問44	100点（10点×10問）	40点	問題35	3
				問題36	2
				問題37	1
				問題38	1
				問題39	3
				問題40	5
				問題41	1
				問題42	5
				問題43	1
				問題44	1
合計		400点	240点		

▼令和5年10月 過去問題 解答一覧

＊各科目の得点が40％以上で、かつ、全科目の合計得点が60％以上であれば合格。

問題	解答（1 / 2 / 3 / 4 / 5）
問題1	2
問題2	5
問題3	4
問題4	4
問題5	5
問題6	2
問題7	4
問題8	1
問題9	4
問題10	4
問題11	1
問題12	2
問題13	3
問題14	3
問題15	5
問題16	3
問題17	1
問題18	4
問題19	2
問題20	2
問題21	2
問題22	4
問題23	4
問題24	4
問題25	1
問題26	2
問題27	2
問題28	3
問題29	5
問題30	1
問題31	3
問題32	2
問題33	1
問題34	2
問題35	4
問題36	1
問題37	5
問題38	5
問題39	3
問題40	5
問題41	5
問題42	4
問題43	1
問題44	4

科目	範囲	満点	合格ライン取得点
関係法令（有害業務に係るもの）	問1～問10	80点（8点×10問）	32点
労働衛生（有害業務に係るもの）	問11～問20	80点（8点×10問）	32点
関係法令（有害業務に係るもの以外のもの）	問21～問27	70点（10点×7問）	30点
労働衛生（有害業務に係るもの以外のもの）	問28～問34	70点（10点×7問）	30点
労働生理	問35～問44	100点（10点×10問）	40点
合計		400点	240点

▼令和5年4月 過去問題 解答一覧

問題	解答
問題1	5
問題2	5
問題3	3
問題4	5
問題5	4
問題6	2
問題7	5
問題8	1
問題9	1
問題10	4
問題11	5
問題12	3
問題13	2
問題14	4
問題15	3
問題16	1
問題17	2
問題18	4
問題19	5
問題20	3
問題21	3
問題22	4
問題23	4
問題24	1
問題25	1
問題26	4
問題27	4
問題28	5
問題29	2
問題30	1
問題31	2
問題32	3
問題33	4
問題34	5
問題35	3
問題36	1
問題37	2
問題38	1
問題39	5
問題40	2
問題41	3
問題42	5
問題43	5
問題44	5

科目	満点	合格ライン	取得点
関係法令（有害業務に係るもの）問1〜問10	80点（8点×10問）	32点	
労働衛生（有害業務に係るもの）問11〜問20	80点（8点×10問）	32点	
関係法令（有害業務に係るもの以外のもの）問21〜問27	70点（10点×7問）	30点	
労働衛生（有害業務に係るもの以外のもの）問28〜問34	70点（10点×7問）	30点	
労働生理 問35〜問44	100点（10点×10問）	40点	
合計	400点	240点	

＊各科目の得点が40％以上で、かつ、全科目の合計得点が60％以上であれば合格。

▼令和4年10月 過去問題 解答一覧

問題	1	2	3	4	5	科目	満点	合格ライン
問1		■2				関係法令（有害業務に係るもの）問1～問10	80点（8点×10問）	32点
問2		■2						
問3			■3					
問4				■4				
問5					■5			
問6					■5			
問7					■5			
問8			■3					
問9			■3					
問10		■2						
問11	■1					労働衛生（有害業務に係るもの）問11～問20	80点（8点×10問）	32点
問12		■2						
問13	■1							
問14					■5			
問15					■5			
問16				■4				
問17			■3					
問18			■3					
問19		■2						
問20	■1							
問21				■4		関係法令（有害業務に係るもの以外のもの）問21～問27	70点（10点×7問）	30点
問22				■4				
問23	■1							
問24		■2						
問25		■2						
問26				■4				
問27			■3					
問28			■3			労働衛生（有害業務に係るもの以外のもの）問28～問34	70点（10点×7問）	30点
問29		■2						
問30			■3					
問31	■1							
問32		■2						
問33				■4				
問34					■5			
問35	■1					労働生理 問35～問44	100点（10点×10問）	40点
問36	■1							
問37	■1							
問38				■4				
問39			■3					
問40	■1							
問41	■1					合計	400点	240点
問42				■4				
問43			■3					
問44		■2						

満点／合格ライン／取得点

＊各科目の得点が40％以上で、かつ、全科目の合計得点が60％以上であれば合格。

199

▼令和4年4月 過去問題 解答一覧

科目	満点	合格ライン 取得点	問題	1	2	3	4	5
関係法令（有害業務に係るもの）問1～問10	80点 (8点×10問)	32点	問題1				●	
			問題2			●		
			問題3					●
			問題4	●				
			問題5					●
			問題6			●		
			問題7			●		
			問題8				●	
			問題9				●	
			問題10		●			
労働衛生（有害業務に係るもの）問11～問20	80点 (8点×10問)	32点	問題11	●				
			問題12					●
			問題13			●		
			問題14				●	
			問題15		●			
			問題16		●			
			問題17		●			
			問題18				●	
			問題19		●			
			問題20		●			
関係法令（有害業務に係るもの以外のもの）問21～問27	70点 (10点×7問)	30点	問題21		●			
			問題22					●
			問題23			●		
			問題24					●
			問題25			●		
			問題26			●		
			問題27				●	
労働衛生（有害業務に係るもの以外のもの）問28～問34	70点 (10点×7問)	30点	問題28		●			
			問題29		●			
			問題30					●
			問題31					●
			問題32	●				
			問題33			●		
			問題34	●				
労働生理 問35～問44	100点 (10点×10問)	40点	問題35					●
			問題36					●
			問題37		●			
			問題38		●			
			問題39					●
			問題40					●
			問題41					●
			問題42			●		
			問題43					●
			問題44					●
合計	400点	240点						

*各科目の得点が40%以上で、かつ、全科目の合計得点が60%以上であれば合格。

問題	解答
問題1	4
問題2	4
問題3	5
問題4	3
問題5	5
問題6	2
問題7	4
問題8	3
問題9	3
問題10	5
問題11	2
問題12	3
問題13	4
問題14	4
問題15	2
問題16	2
問題17	3
問題18	1
問題19	5
問題20	2
問題21	5
問題22	4
問題23	2
問題24	2
問題25	5
問題26	4
問題27	3
問題28	1
問題29	5
問題30	4
問題31	1
問題32	4
問題33	3
問題34	5
問題35	5
問題36	1
問題37	1
問題38	5
問題39	5
問題40	5
問題41	4
問題42	4
問題43	2
問題44	4

	満点	合格ライン取得点
関係法令（有害業務に係るもの）問1〜問10	80点（8点×10問）	32点
労働衛生（有害業務に係るもの）問11〜問20	80点（8点×10問）	32点
関係法令（有害業務に係るもの以外のもの）問21〜問27	70点（10点×7問）	30点
労働衛生（有害業務に係るもの以外のもの）問28〜問34	70点（10点×7問）	30点
労働生理 問35〜問44	100点（10点×10問）	40点
合計	400点	240点

201

※各科目の得点が40%以上で、かつ、全科目の合計得点が60%以上であれば合格。

問題	解答
問題1	4
問題2	4
問題3	5
問題4	1
問題5	1
問題6	3
問題7	1
問題8	5
問題9	4
問題10	5
問題11	4
問題12	4
問題13	2
問題14	5
問題15	5
問題16	2
問題17	4
問題18	3
問題19	1
問題20	5
問題21	5
問題22	4
問題23	2
問題24	3
問題25	4
問題26	4
問題27	1
問題28	5
問題29	5
問題30	5
問題31	4
問題32	3
問題33	1
問題34	1
問題35	5
問題36	3
問題37	2
問題38	5
問題39	5
問題40	3
問題41	4
問題42	4
問題43	3
問題44	5

取得点	合格ライン	満点	合格点
関係法令（有害業務に係るもの）問1～問10	32点	80点（8点×10問）	
労働衛生（有害業務に係るもの）問11～問20	32点	80点（8点×10問）	
関係法令（有害業務に係るもの以外のもの）問21～問27	30点	70点（10点×7問）	
労働衛生（有害業務に係るもの以外のもの）問28～問34	30点	70点（10点×7問）	
労働生理 問35～問44	40点	100点（10点×10問）	
合計	240点	400点	240点

202

著者紹介

衛生管理者試験対策研究会

衛生管理者試験を中心に、試験問題・出題傾向・試験対策などの分析や研究、法令集や試験対策本など関連書籍の執筆などを行うグループ。

だい　しゅえいせいかんりしゃ
第1種衛生管理者
かこ　かいほんしけんもんだいしゅう
過去7回本試験問題集
ねんばん
'24〜'25年版

発行日	2024年　6月　5日	第1版第1刷
	2024年　11月19日	第1版第2刷

えいせいかんりしゃしけんたいさくけんきゅうかい
著　者　衛生管理者試験対策研究会

発行者　斉藤　和邦
発行所　株式会社　秀和システム
　　　　〒135-0016
　　　　東京都江東区東陽2-4-2　新宮ビル2F
　　　　Tel 03-6264-3105（販売）Fax 03-6264-3094
印刷所　三松堂印刷株式会社　　　　Printed in Japan

ISBN978-4-7980-7245-6 C2030